张英栋

谈糖尿病根治

主　编　张英栋
副主编　郝日雯　施飞壮
编　委　张英栋　郝日雯
　　　　施飞壮　单增天
　　　　张馨予　雷海霞
　　　　李红格

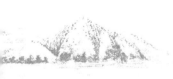

山西出版传媒集团　山西科学技术出版社

图书在版编目（CIP）数据

张英栋谈糖尿病根治 / 张英栋主编 .— 太原：山西
科学技术出版社，2022.10
ISBN 978-7-5377-6213-7

Ⅰ . ①张… Ⅱ . ①张… Ⅲ . ①糖尿病－防治 Ⅳ . ① R587.1
中国版本图书馆 CIP 数据核字（2022）第 181593 号

张英栋谈糖尿病根治
ZHANGYINGDONGTANTANGNIAOBINGGENZHI

出 版 人	阎文凯
主　　　编	张英栋
策 划 编 辑	宋　伟
责 任 编 辑	翟　昕
助 理 编 辑	文世虹
封 面 设 计	岳晓甜
出 版 发 行	山西出版传媒集团·山西科学技术出版社
	地址：太原市建设南路 21 号　邮编　030012
编辑部电话	0351-4922078
发行部电话	0351-4922121
经　　　销	各地新华书店
印　　　刷	山西新华印业有限公司
开　　　本	880mm×1230mm　1/32
印　　　张	10.5
字　　　数	210 千字
版　　　次	2022 年 10 月第 1 版
印　　　次	2022 年 10 月山西第 1 次印刷
书　　　号	ISBN 978-7-5377-6213-7
定　　　价	48.00 元

自　序

——可道也，非恒道也

●**不要评价在你视野之外的内容。**

这是我对"可道也，非恒道也"这句话的新认识，也应该是中医同道之间交流的一种态度。

"可道"非"恒道"，所以某个人、某个时间的"可道"，注定逃脱不了盲人摸象的必然。如此说来，某个盲人、某个时间，摸象后去评价另一个盲人、另一个时间摸到象之一隅后的"可道"，一定是有些滑稽的，有些"鸡同鸭讲"的徒劳。

●**与其临渊羡鱼，不如退而结网。**

《史记》中记载，扁鹊说过："人之所病，病疾多；医之所病，病道少。"其中有悲悯，有仁心。更提示医学无止境，医者需谦和。每个医者的眼界注定是有所偏颇的，有所局限的，不可避免的是"盲人摸象"中的一员。

清代彭端淑《为学》中有一句"天下事有难易乎？为之，则难者亦易矣；不为，则易者亦难矣"，提示我们要有行动，有信心；更提示我们要"天行健，君子以自强不息"。

●在这个疾病层出不穷的时代，"中医能治什么病"是个不可回避的问题。

笔者认为，靠谱的回答应该是：中医能治找到了确切规律的病。

每个中医能做什么？第一是找规律，把自己找到的规律拿出来分享。第二是完善规律，使找到的规律更完善。第三是找新的规律，使"难者亦易"，尽己所能解决"病道少"的问题。

●怎么来判断某个中医是否能看得了某种病？

笔者认为，靠谱的回答应该是：第一，疗效可预估；第二，疗效可重复；第三，疗效客观化。这是笔者在 2018 年 7 月 16 日想到的。具体可阐述为以下内容。

1.指整体规律。在治疗之前对于疗效可以做出一个预判，这说明对于某种疾病的全程有规律性的高度认识。

2.指深层规律。不只是一个人用了有效，而是其他人也可以顺着这条道到达目标，这样一方面中医可以形成群体优势，不仅仅局限于个体小作坊；另一方面说明找到了疾病的核心规律。

3.指健康规律。疗效客观化不仅指疾病的实验室指标变好，更要求人的健康指标发生规律性的变化（比如基础体温、腰围、体重等可以作为健康指标，而不是疾病指标），这也是我们提出数字病房、科学中医的初心所在。总之，中医治病需要有理论，有实践，有标准。

●中医是一门科学。中医治疗 2 型糖尿病是一项技术。纯中医病房治疗 2 型糖尿病可以使患者停用降糖药是一个事实。

中医作为科学的发展需要大量会确切看某种病的大夫。从"治病必求于本、根治"来治疗 2 型糖尿病不仅是一种新提法，更是一套技术体系。纯中医病房可以培养病房中医——中医的一种新种类，中医执业的一种新业态，识病、懂病、会看病的中医。

苟日新，日日新，又日新。不求新而自新，在求真和求实的过程中，新是一定的。希望有更多的新规律、新理论、新工具出现，那将是一个新事业。很多事情是将来的，而现在能做到的，就是细化纯中医病房治疗 2 型糖尿病可以使患者停用降糖药的规律。

●规律要依赖于条件，条件不能满足，规律便无法发挥作用。纯中医病房的好处是，不仅能更好地观察和提炼规律，更能尽量满足规律发挥作用所需要的条件。希望更多的人

可以认识和重视纯中医病房这种新的形式。

语言是苍白的，而疗效之树常新。积累事实，放下成见，尊重规律，敢于在一次次的否定自己中进步。这就是笔者敢于把自己所做、所想、所感写下来的动力。

2020 年 1 月 13 日初稿

2022 年 1 月 8 日修改

于龙城

☆微课视频
☆科普课程
☆健康饮食

扫码获取

前 言

——阴阳是精准的科学

阴阳学说是科学吗？这个问题很重要，因为它涉及对中医科学性的评价。

《黄帝内经》讲"阴阳者，天地之道也，万物之纲纪，变化之父母，生杀之本始"。这让我们知道中医学中阴阳的地位——中医学认为阴阳是天地万物的根本规律，自然也是人类医学的根本规律。可以这样说，"阴阳学说是科学"可以让更多人认识到中医的科学性；而如果否定了"阴阳学说是科学"，也会让更多人改变对中医的理性评价。

有些人想当然地认为阴阳学说是糟粕，是迷信，是玄学，其实这些人误会了阴阳学说。阴阳来源于古人对客观世界的观察及认识。《说文解字》说："阴，暗也""阳，高、明也。"古人以日光向背为依据抽象出阴阳，随后完善为阴阳学说——阴阳作为认识世界的基础，用以解释自然界的万事万物。中医学在吸收了阴阳学说的精髓之后，构筑了独特的中医学理论体系，用以说明人体的组织结构、生理病理、疾病防治，这些对后世医家的思想产生了深远的影响。可以说，阴阳是中医学理论体系的核心。

评价"阴阳学说科学与否"，要从当代对科学的定义说起。《辞海》对于科学的定义是："运用范畴、定理、定律等思维形式反映现实世界各种现象的本质的规律的知识体系。"《现代汉语词典》对科学的定义是："反映自然、社会、思维等的客观规律的分科的知识体系。"综合两者，可以得出：科学是以范畴、定理、定律等形式，反映自然、社会、思维等各种现象的客观规律，分科的知识体系。简言之，科学是反映规律的知识体系。用吴国盛在《反思科学》一书中的话来讲就是，科学是一种确定性的知识……有两个基本特征：第一个特征，它是推理的、论证的、证明的，一句话概括是讲理的……第二个特点是超功利的、超越的、绝对的，因而是自由的。综上，科学本质的要点有二：第一，科学是理性的；第二，科学是超越的。阴阳学说是否科学，要看阴阳学说是否符合当代科学定义的要点。

详述如下：

1. 阴阳源于天文历法

　　站在地球上观测太阳，太阳的运动轨迹叫作"黄道"——即地球的公转轨道。太阳在黄道大圆上运行一度，就是历中的一日。《后汉书·历律下》："在天成度，在历成日。"日出、日入方位也很有规律，《周髀算经·日月历法》："冬至……日出巽（东南）而入坤（西南）……夏至……日出艮（东北）而入乾（西北）。"除了太阳，中华先贤还注意对月亮、北斗星及其他星宿的观测。对太阳等星球的观测是天文，人类将"日月星宿规律"指导生活的时间节点整合抽象为历法。天文和历法无疑都是客观理性的，也是超越人类的。

　　阴阳来源于对天文历法的抽象。在中华民族繁衍生息的历史长河中，历法起了很重要的作用。中原早已失传，而在彝族得以保留的十月太阳历，以太阳回归论阴阳，其中有这样的名言"一年分两截，两截分阴阳"——冬至到夏至，是太阳回归年的前一截，属阳，天气一步步变暖；夏至到冬至，是太阳回归年的后一截，属阴，天气一步步变冷。《苗族古历》也论阴阳，论的是两个点，有这样的名言"冬至阳旦，夏至阴旦"。其中"旦"的意思和元旦的"旦"一样。元旦是新年第一天，阳旦是阳初生的第一天，阴旦是阴萌芽的第一天。可以用定理的形式描述为"冬至开始的半年为阳；夏至开始的半年为阴，此为一年分阴阳定理"。违反一年分阴阳定理会有什么样的后果呢？对粮食生产来讲，《韩非子》中说过一句话，"虽十尧不能冬生一穗"。对医学的影响，从正面讲，要"四气调神"；从反面讲，"失时反候者，百病不治"（《灵枢·卫气行》）。阴阳与天文历法，不仅有一年分阴阳定理，还有一日分阴阳定理："昼者阳，夜者阴。"（《周髀算经·陈子模型》）从节气来讲，不仅冬至、夏至，现行历法中的二十四节气都是太阳历的内容，都要靠竿下的日影来准确测量，下面我们来谈"日影测阴阳定理"。

2. 阴阳可以准确测量

对阴阳最大的疑问，来自阴阳看不见、摸不着，很是随意。那如果阴阳可以精准测量，还会有这样的疑问吗？《周髀算经·日月历法》

中有"阴阳之数"的表述，阴阳可以测量吗？
这要从日影说起。地球的年龄为 46 亿年，从
地球形成的第一天起，地面上就有了日影。"日
中立竿测影"（《周髀算经·陈子模型》），
测到的日影是一条直线。我们的祖先非常重视
工具的标准化及准确的测量数值，测中午日影
的工具叫做"圭表"，表的尺寸在《周髀算经》
中定为"周髀长八尺"；每天中午测量后，
发现日影在长、短两极之间变化，日影最长点
影长 1.35 丈（1 丈 ≈ 3.33 米），日影最短点
影长 0.16 丈。日影长短在两个极点间的变化，
体现的是地球与太阳渐近、渐远的关系。日
影的最长点 1.35 丈是冬至，为阳，是地球北
半球的远日点；日影的最短点 0.16 丈是夏至，
为阴，是地球北半球的近日点。不仅阴阳有
精准的测量数值，阴阳的变化过程也有精准
的数值，这些数值出现在《周髀算经·天体
测量》：小寒、大雪 1.255 丈，大寒、小雪
1.1514 丈，立春、立冬 1.0523 丈，雨水、霜降
0.9532 丈，惊蛰、寒露 0.8541 丈，春分、秋分
0.755 丈，清明、白露 0.6555 丈，谷雨、处暑
0.5564 丈，立夏、立秋 0.4573 丈，小满、大暑
0.3582 丈，芒种、小暑 0.2591 丈。我们留意

知识要点

　　我们的祖
先非常重视工
具的标准化及
准确的测量数
值。

一下《周髀算经·天体测量》的内容与篇名，内容是历法中的节气，篇名是天体测量。说白了，"日影测阴阳定理"测的是天体的相对位置，目的在制订人文的历法。

"阴阳者，万物之根本也"。（《黄帝内经·素问》）万物生长靠太阳，阴阳是地球人类研究如何"靠太阳"的科学。日影长短对人类体现的是精准的节气时间变化，而对于星球来讲体现的是精准的相对空间变化——冬至太阳直射于南回归线；夏至太阳直射于北回归线。冬至、夏至对人来讲是时间点，对地球来讲是空间线。不仅中午日影可以被精准测量，日出方位向南向北的变化、地球公转椭圆轨迹的变化、一日之内日照方位的变化等，都可以被精准测量。阴阳抽象于实测的天体变化规律，不仅非常理性，而且是反映规律的确定的知识体系。

3. 阴阳是数理化科学的核心

数学、物理、化学等学科有科学性是没有异议的，而阴阳是这些学科的核心。

先来看阴阳与数学。《九章算术·序言》中提道："观阴阳之割裂，总算数之根源。"

东方数学最早的产生，是为了解决观察太阳回归这一实际问题的，太阳回归的规律体现在以阴阳为核心的太阳历中：一日复一日，出现了加法；一岁分四时，出现了除法；一岁分五行，出现了减法和除法；回归年的计算，出现了加法、乘法、除法。随后演化出了东方算数，又逐渐演变为机械化算法。中国科学院院士吴文俊写过一篇文章，题目是《东方数学的使命》，他认为东方数学以《九章算术》为代表，目前适用于计算机的数学正是《九章算术》建立起来的机械化算法。以阴阳为核心的东方数学，不断地发展演变为计算机科学。

阴阳在数学中的核心地位不仅体现在算数方面，还体现在以下三个方面。第一，奇偶之数的核心是阴阳，《周易·系辞下》曰："阳卦奇，阴卦偶。"《灵枢经·根结》曰："阴道偶，阳道奇。"第二，音律、历法、度量衡等数学的核心在阴阳，《汉书·律历志》记载，律历度量衡都源于八卦，而八卦的核心在阴阳。第三，直角三角形的核心是阴阳，《周髀算经》记载，大禹治天下，广泛运用竿与日影构成的直角三角形测远、测高、测深。"立竿测影"的核心是阴阳，"勾三股四弦五"

的勾股定理在《周髀算经》中叫"商高定理"，给周公解答了"勾广三，股修四，径隅五"的直角三角形原理。

再来看阴阳与物理。物理学界的成果层出不穷，且边界不断被扩大，相对论揭示了经典力学的局限性，量子力学揭示了相对论的局限性，"薛定谔的猫"揭示了量子力学的局限性。现代物理的理论一再展示出其局限性，而《黄帝内经·素问》中提到"阴阳者，天地之道也，万物之纲纪"，阴阳作为核心的"万物之""理"是相对永恒的。物理学界的权威人士也有类似的共识，美国科学院院士惠勒在《物理学和质朴性》中引用了太极图——图解阴阳；诺贝尔物理学得主 F·卡普拉在《物理学之"道"》中也引用了太极图——图解阴阳；量子力学家玻尔视阴阳为并协性的象征。

最后来看阴阳与化学。元素是化学的核心内容，每一种元素均被分为阴阳两分结构——原子核和核外电子，其中原子核属性为阳，核外电子属性为阴，"万物负阴而抱阳"（《道德经》），元素在相互碰撞之后，所形成的物质也是阴阳离子团的结合体。就拿我们常见的小苏打来举例，它里面就是既有阳离子团，又有阴离子团。

阴阳源于天文历法，可以精准测量，作为数学、物理、化学等科学的核心，其科学性不言而喻。

刘明武在《中医十大基础问题》中不厌其烦地说"……阴阳，可以实证，可以重复，可以测量，可以定量"。这不就是一种理性的、超越的、反映规律的知识体系吗？阴阳是精准的科学，而非模糊不清的玄学。阴阳的出现早于科学，但符合现代科学的定义。阴阳是科学，但其内涵远不止于科学，其中奥义需要我们共同探寻。前提是你能认同"阴阳是精美、精确的太阳法则"，你能开始思考如何在地球的公转和自转中找到作为地球人类应该顺应的"阴阳"规律。

知识要点

　　阴阳是科学，但其内涵远不止于科学。

此文发表于 2022 年 2 月 17 日《中国中医药报》学术版头条，对于中医的科学性讨论有很重要的意义。中医学理论体系构筑的根基是科学的，那么中医学治疗某种疾病临床理论的科学性讨论便可以更进一步，于是作为本书的代前言放入书中。

糖尿病人
如何科学降血糖？

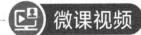 **微课视频**

💧 看配套视频，深入理解本书内容。

📋 **科普课程**

💧 这些注意事项糖尿病人一定要谨记！

🍚 **健康饮食**

💧 糖尿病人饮食指南，照着吃，血糖不用愁。

微信扫码
查看视频讲解

目　录

扫码获取
☆ 微课视频
☆ 科普课程
☆ 健康饮食

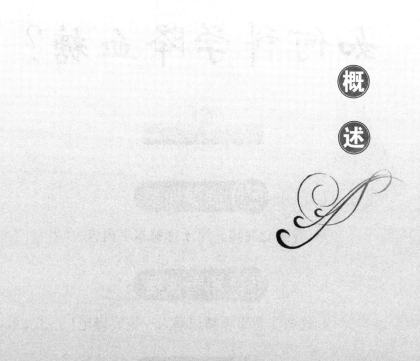

概
述

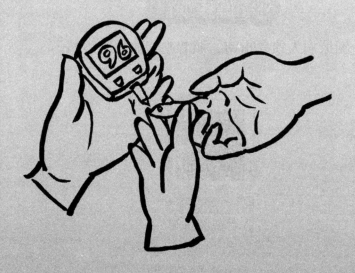

糖尿病人
如何科学降血糖？

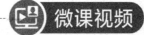 **微课视频**

💧 看配套视频，深入理解本书内容。

📋 **科普课程**

💧 这些注意事项糖尿病人一定要谨记！

🍚 **健康饮食**

💧 糖尿病人饮食指南，照着吃，血糖不用愁。

微信扫码
查看视频讲解

广汗法基本定义

广汗法，即正汗指征诊疗体系，它以正常汗出为研究支点，是一种着眼于整体与长远的健康管理与疾病治疗体系。其作为特定名词，有丰富的内涵，重点是要理解"广"与"汗"两个字。

"广"包含很多含义，如①眼界广，以开放积极的心态学习更多与汗、健康相关的知识；②适应证广，不仅可用于治疗代谢综合征、2型糖尿病等代谢类疾病，也可用于治疗银屑病、强直性脊柱炎等免疫类疾病；③用法广，不局限于用药，通过任何手段达到"正汗"状态都属于广汗法；④用方广，广汗法是以汗为着眼点的健康法，故与气机"升降出入"及"阴阳、内外通道"相关的方药都可用于广汗法。除以上含义外，"广"还有患者来源广、前景广、思路广、胸怀广、含义广等含义，随着广汗法的发展，"广"还会有更多新的含义。

"汗"即是正常的出汗，符合"正汗四要素"："一时许""遍身""漐漐"和"微微似欲出汗"。"一时许"强调时间之长，在治疗杂病时要求时间尽量长；"遍身"强调范围之广，手足俱周[①]，全身各处；"漐漐"强调速率之慢，即汗浸出不住貌[②]；"微微似欲出汗"强调汗量之少，无限趋近于0。

赵（绍琴）老认为："汗之绝非用发汗之法，它不是方法，而是目的。"李（士懋）老认为："汗是监测指标，不是目标。"广汗法治疗疾病不是强发其汗，而是身体恢复健康后的自然汗出。无论采取何种方法，目的是健康，汗是观察健康的一个角度，也是监测健康的一种指标。

知识要点

汗是观察健康的一个角度，监测健康的一种指标体系。

----

① 手足俱周：手足及全身各处。

② 汗浸出不住貌：是对"漐漐"的解释，"浸"表示速度慢，"不住"表示不停。

广汗法治疗内胖型2型糖尿病的机制探讨

一、广汗法对内胖型2型糖尿病的认识

2型糖尿病临床以内胖型[①]为主，本书所指糖尿病特指内胖型2型糖尿病。广汗法是从代谢综合征的角度来认识这类型糖尿病的。广汗法认为，代谢综合征的核心病机是"纳强运弱"，而在"纳强"和"运弱"中，"运弱"居于更核心的地位。大多数此类患者存在基础代谢率低的问题，从中医的角度可以叫做"运弱"。同时此类患者多数还存在食欲旺盛的问题，从中医的角度可以叫做"纳强"。"纳强"和"运弱"可以通过"汗"产生内在的关联。

"胃热则消谷"等于"纳强"，而"胃热"可以直接导致头、面、胸、背等部位的汗出，出现"有热则汗出"的局面。这样通过"胃热"

---

① 内胖：体质指数，腰围、血脂等超出正常范围，或存在脂肪肝。

做媒介，就可以把"汗出"作为"纳强"的一个指标，也就是说治疗中随着汗出被控制得越来越好，胃热会同时越来越少，"纳强"便会得到改善，综上所述，"汗出"是"纳强"的指标。

众所周知，"汗出"的作用是散热。随着年龄增大，身体核心区域的热越来越少，导致基础代谢率越来越低。在身体核心区域的热减少的前提下，再出现"汗出"的情况，"汗出"热散会让核心区域的热继续减少，进而基础代谢率越来越低，代谢类的疾病越来越重。这样通过"散热"做媒介，就可以理解"汗出"是"运弱"的一个重要原因。综上所述，"汗出"是"运弱"的原因。

这里有一个需要注意的问题，"散热"为什么不能直接散掉"胃热"，而是会降低核心运化能力呢？这里面涉及广汗法讲的"全层次辨证"的问题，后文会专门论述，此处不再赘述。

"运弱"会导致"……脾伤则不磨……宿谷不化"，人的脾胃可以看作人体内的"磨"，"磨"有力量则不仅能化"新谷"，还能化"宿谷"，"磨"没有力量，食入的食物（"新谷"）

就会被变为"宿谷"——体内的痰、火、湿、食、瘀等邪。"宿谷"是代谢类疾病发生的直接原因，而"运弱"是"宿谷"的原因。"宿谷"郁而化热，则会加重"胃热"，增强食欲即"纳强"。这样就完成了"运弱"→"宿谷"郁→"胃热"→"纳强"的恶性循环。由上可知，在代谢类疾病患者身体里，通过"宿谷"做媒介，"运弱"和"纳强"二者恶性循环。

二、广汗法治疗 2 型糖尿病的机理

广汗法是从治疗代谢综合征的角度来治疗内胖型 2 型糖尿病的。

"汗出"是"纳强"的指标，同时，"汗出"还是"运弱"的原因。通过对汗出的监测和治疗，同步改善"纳强"和"运弱"，"宿谷"越来越少，这就是正汗指征诊疗体系（广汗法）治疗代谢类疾病的机理。

代谢类疾病可大致分为两类，即外瘦内胖型和内外均胖型。外瘦内胖型患者体质指数（BMI）正常甚至偏低，皮下脂肪较少，而内脏脂肪含量超标；内外均胖型则是体质指数偏高，皮下脂肪和内脏脂肪均超标。治疗当重视"内胖"的变化。

广汗法治疗代谢综合征可以概括为"汗热代谢"——即调整汗、热、代谢之间的关系，通过控汗，提高基础体温，使身体尽量保持"阳气内蒸而不骤泄"的状态，从而提高基础代谢率，改变"运弱"，加速内脏脂肪的代谢，进而减少郁热，改变"纳强"，达到标本兼顾治疗代谢综合征的目的。

"阳气内蒸而不骤泄"可以从内、外两个角度来看。从内的角度来看，就是让患者的身体由内而外尽量热起来——"阳气内蒸"，汗会泄热，所以要强调"微微似欲出汗"，防止泄热。从外的角度来看，就是皮肤处于"微微似欲出汗""不骤泄"的状态，如果身体里面没有热，没有"阳加于阴"，则根本就不会有汗；如果身体里面有热，但是汗多"骤泄"，热也保持不住。不热无汗和汗多不热都是"过犹不及"，都是偏的状态，什么是"中"的状态呢？就是让身体尽量"内蒸"，热起来，同时"不骤泄"，汗处于无限趋近于0的状态。热而似汗的状态下，患者基础体温最高，基础代谢最旺盛，是疾病治疗需要的状态。"内蒸"可以保持代谢的速度，外"不骤泄"，气才能最有效率地内蒸，体内水火消耗最少。

知识要点
身体尽量"内蒸"，热起来，同时"不骤泄"，汗处于无限趋近于0的状态。

"气内蒸"力度越大，基础代谢率越高；"气内蒸"力度越小，基础代谢率越低。

基础代谢率低的疾病都可以通过"阳气内蒸而不骤泄"的思路治疗，在治疗过程中患者出汗可控，同时改善"纳强运弱"，不仅治疗疾病，同时客观上可以起到延缓衰老的作用。

知识要点

通过"阳气内蒸而不骤泄"的思路治疗，不仅能治疗疾病，同时客观上可以起到延缓衰老的作用。

扫码获取

☆微课视频
☆科普课程
☆健康饮食

广汗法用于代谢综合征的临床经验

广汗法不仅能治疗代谢综合征中的糖代谢障碍，而且可以治疗代谢综合征中的其他代谢障碍类疾病。本书针对内胖型2型糖尿病，同时指明了其他代谢类疾病治疗的总体思路。

广汗法依托纯中医病房模式，以广汗磨谷法八个字——"损谷，消谷，磨谷，若谷"（前六个字是方法，后两个字是目标）为指导，以五种处方治疗代谢综合征。

一、管理处方

广汗法把对患者的管理处方总结为以下四句话："向量随时调，就像开车盘山道；监测及时做，风险可控不裸跑；课程按时讲，高效沟通不可少；医患非圣贤，小心驶得万年船。"

在治疗疾病过程中医生要根据患者病情的变化及时调整方案；对各项指标要勤于监

测，把控风险；及时与患者进行沟通，普及广汗法的治疗理念，使患者乐于主动接受管理；彼此用心，共同为患者的持久健康保驾护航。

二、教育处方

广汗法把对患者的教育处方简单归结为十八个字："脾如磨，少胜多；积需磨，持莫辍；性渐磨，慢化和。"

"脾如磨，少胜多"是说进食少反而吸收得多，在此过程中大多数患者精神会越来越好，在治疗代谢类疾病等方面疗效确切。对于患者来说，就是要关注精神和食欲，精神要变好，食欲要变小。

"积需磨，持莫辍"是说痰、火、湿、食、瘀各种积滞需要持续不断地进行打磨、消化，体内脂肪堆积、血糖升高，就是痰、火、湿、食、瘀堆积导致的。对于患者来说，就是要让其了解治疗的长期性。

"性渐磨，慢化和"是说改变以前的生活偏嗜是一个长期的过程，养成良好的生活习惯才是最重要的，也是最难的。对于患者来说，就是要把正确的生活方式内化为自己的生活方式。

三、生活处方

自己懂，服从管理，是"治病必求于本、根治"的前提。代谢类疾病是一种生活方式病，最终的治疗一定要落实到主动改变生活方式上。这就需要涉及生活处方。

生活处方要求患者改变之前致病的生活方式，转变为治病的生活方式，包括生活的所有方面，如作息、衣食、运动、情绪、工作等。如穿衣方面：要根据自身情况，分层、分片、分段、分点穿衣，不出汗、凉的地方可以捂，多加衣物；出汗多、热的地方要控汗，减少衣物、扑粉、衣服上打孔等。

四、外治处方

广汗法纯中医病房开展了针灸、拔罐、刮痧、中药外治、推拿、导引等外治方法，针对不同病机采取不同的方案组合，所有这些方法的使用目的都是要达到广汗法提出的"三通"（表通、里通、气通）。

五、药物处方

药物处方是依据广汗磨谷法的不同步骤采用的不同方药。广汗磨谷法具体来讲有三种不同的方法，分别是损谷法、消谷法和磨谷法，目的都是若谷——即腹中常净的状态，让"磨"（人体的脾胃，下同）在一个负担轻、从容的状态下去运转。"若谷"一词原意为如山谷般空旷，出自《老子》"敦兮其若朴，旷兮其若谷"。

损谷法是通过以药代饭、改变饮食品种及顺序等减少食物摄入。这一步主要是控制"磨"的进口，减少"磨"内容物的堆积。此步骤多用滋和清的方药，如以百合、地黄等为主的方药饭前服用，以生石膏、黄连等为主的方药饭后服用，目标是保证精神、出汗减少、食量减少、食欲可控，这个步骤一般作为广汗磨谷法的第一步。理论依据是《伤寒论》第 398 条"损谷则愈"。

消谷法是加速清除体内的痰、火、湿、食、瘀等"宿谷"，给"磨"中留出合适的空隙，一般把磨坚、化积的方药也归入此法。《神农本草经》中具有"推陈致新"作用的药物有大黄、柴胡和芒硝。柴胡除治"饮食积聚"外，还有"治心腹，去肠胃中结气"的功效；大黄除治"留饮宿食"外，尚有除"瘀血，血闭，寒热"的功效；芒硝除治"蓄结饮食"

知识要点

柴胡治"饮食积聚"，

大黄治"留饮宿食"，

芒硝治"蓄结饮食"。

外，尚有除"五脏积热"的功效。消谷法多用以柴胡、大黄等为主的方药，也会用大安丸、四甲散等方。

磨谷法是针对核心运化能力不足增强"磨"的运化能力，提高基础体温和基础代谢能力，加速体内痰、火、湿、食、瘀的转化吸收，从根本上达到体内"宿谷"越来越少的目的。磨谷法中多用两类方剂，一类是以加热腐熟水谷为目的，多以腹中温、下肢热为得效指征，如以淫羊藿、桂、附、吴茱萸、姜等为主的方药。另一类是以鼓风烘干水谷为目的，多以舌苔变清爽为得效指征，如以苍术、葛根、黄芪、麻黄、细辛等为主的方药。

总之，广汗法各种处方的应用是一个以患者为主导，以疾病为督导，以医生为引导（教练）的过程，需要患者主动参与、学习并实践广汗法，才会收到满意效果。

第一章

我有一个新思路告诉你

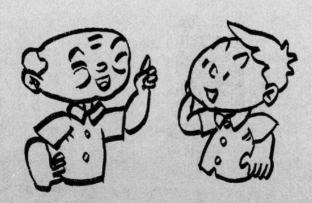

糖尿病人
如何科学降血糖？

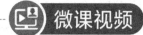 微课视频

 ✎ 看配套视频，深入理解本书内容。

📄 科普课程

 ✎ 这些注意事项糖尿病人一定要谨记！

🍚 健康饮食

 ✎ 糖尿病人饮食指南，照着吃，血糖不用愁。

👀 微信扫码
查看视频讲解

第一节

来！跟我认识一下糖尿病

人类对糖代谢紊乱的认识经历了六个阶段（见表1-1）。

表1-1　认识糖代谢紊乱的六个阶段

阶段	特征	现象、规律	观点	治疗上的不足
发现阶段	症状阶段	消瘦，烦渴	膏人、肥、贵人、脾瘅	方法粗糙
观察阶段	体征阶段	尿甜，命名为"糖尿病""甜尿病"	随着检查手段的完善，发现尿里的甜味来源于葡萄糖	机理不明
思考阶段	化验阶段	空腹血糖高与"甜尿"直接关联	糖尿病是自身胰岛素分泌不足引起的	直接补充和刺激胰岛素治疗，初大效，血、尿糖降，后来这种治疗方式使有的患者越治越严重
深入阶段	细胞水平阶段	空腹血糖与餐后血糖、血脂异常有关联	糖尿病是胰岛的"β细胞功能异常"引起的	不断细化，认识策略上开始回归宏观，但是缺乏治疗策略上的重视

续表

阶段	特征	现象、规律	观点	治疗上的不足
精准阶段	分子水平阶段	30%以上的糖尿病患者胰岛素的分泌比正常人还要多	胰岛素抵抗，明确了导致胰岛素抵抗的机制是氧化损伤，致使氧化损伤的物质是FFA、ROS、NO等自由基分子	认识上停留在微观领域
再思考阶段	整体水平阶段	从宏观上治疗人体、纠偏，糖尿病等代谢紊乱可以"不治而治"	正常人存在精细的调节血糖来源和去路动态平衡的机制，保持血糖浓度的相对恒定是神经系统、内分泌激素及组织器官（肝脏等）共同调节的结果	方案需要更规范、可复制

注：FFA，游离脂肪酸；ROS，活性氧；NO，一氧化氮

糖尿病是什么

糖尿病是一组以高血糖为特征的代谢性疾病。高血糖则是由于胰岛素分泌缺陷或其生物作用受损，或两者兼有引起的。长期存在的高血糖，导致各种组织，特别是眼、肾、心脏、血管、神经等的慢性损害和功能障碍。

一般诊断一个人是否患有糖尿病，需要测两个血糖：其中一个叫做空腹血糖，是指早餐前空腹状态测的血糖。监测空腹血糖时要求

前一天晚上要吃晚饭，监测前 8 小时内无任何热量摄入（晚餐后夜间不再进食），否则会影响空腹血糖的测定。另一个血糖为餐后两小时血糖，是指从进食开始计算，餐后两小时监测血糖。空腹血糖大于或等于 7 mmol/L，W 和（或）餐后两小时血糖大于或等于 11.1 mmol/L 即可确诊糖尿病。诊断糖尿病后要进行分型：1 型糖尿病、2 型糖尿病、妊娠糖尿病和其他特殊类型糖尿病。

如果空腹血糖 >6.1 mmol/L，或者餐后两小时血糖 >7.8 mmol/L，但是没有达到糖尿病的诊断标准，这种情况被称为"糖尿病前期"。"糖尿病前期"人群每天都可能变成新的糖尿病患者，因此"糖尿病前期"的人群是预防糖尿病的重点人群。

根据世界卫生组织（WHO）1999 年糖代谢分类标准，糖尿病前期也称糖调节受损（简称 IGR），是空腹血糖受损（简称 IFG）和糖耐量减低（简称 IGT）的统称。

糖尿病前期是正常血糖状态与糖尿病之间的一种中间状态。

IFG 是指空腹血糖 > 6.1 mmol/L，但 < 7 mmol/L。

知识要点

"糖尿病前期"人群每天都可能变成新的糖尿病患者。

IGT 是指口服葡萄糖耐量试验（OGTT）2 小时血糖 ≥ 7.8 mmol/L，但 < 11.1 mmol/L。

糖尿病的诊断标准见表 1–2。

表 1–2　糖尿病诊断标准

诊断标准	静脉血浆葡萄糖或 HbA1c 水平
典型糖尿病症状	—
加上随机血糖	≥ 11.1 mmol/L
或加上空腹血糖（FPG）	≥ 7 mmol/L
或加上 OGTT 2 小时血糖（2hPG）	≥ 11.1 mmol/L
或加上糖化血红蛋白（HbA1c）	≥ 6.5 %
无糖尿病典型症状者，需改日复查确认	—

注：OGTT 为口服葡萄糖耐量试验。典型糖尿病症状包括烦渴多饮、多尿、多食、不明原因体重下降；随机血糖指不考虑上次用餐时间，一天中任意时间的血糖，不能用来诊断空腹血糖受损或糖耐量减低；空腹状态指至少 8 小时没有进食

根据 1999 年 WHO 糖尿病专家委员会的报告，糖代谢的状态分类见表 1–3。

表 1–3　糖代谢状态分类

糖代谢分类	静脉血浆葡萄糖（mmol/L）	
	空腹血糖（FPG）	糖负荷后 2 小时血糖（2hPPG）
正常血糖（NGR）	< 6.1	< 7.8
空腹血糖受损（IFG）	6.1~ < 7	< 7.8
糖耐量减低（IGT）	< 7	7.8~ < 11.1
糖尿病（DM）	≥ 7	≥ 11.1

注：2003 年 11 月 WHO 糖尿病专家委员会建议将 IFG 的界限值修订为 5.6~6.9 mmol/L

糖尿病的临床表现

1. 肥胖、肚子大，或伴有疲乏无力。

多见于 2 型糖尿病。2 型糖尿病发病前常有肥胖，若得不到及时诊断，体重会逐渐下降。

2. 多饮、多尿、多食和消瘦。

一些糖尿病患者会出现典型的"三多一少"症状（多见于 1 型糖尿病）。发生酮症或酮症酸中毒时"三多一少"症状更为明显。临床会见到一部分患者出现"多饮、多尿和消瘦"的症状，但是与"多食"相比要少很多。

血中的葡萄糖在中医上叫什么

糖尿病的发病原因及机制虽然复杂，但其非常直观的表现就是血糖升高，现代研究认为血糖升高不仅是因为体内的胰岛素分泌不足，更主要的原因是机体组织细胞对糖的利用发生了障碍，所以虽然血糖很高，但机体组织细胞仍处于缺糖的状态，故患者多出现乏力、不耐劳作等症状。

血中的葡萄糖主要是供给人体能量的，是饮食所化生的精微物质，即应属《素问》所说的"精气"。

《全小林经方新用十六讲》提出，（身体

内的各种失调）影响及脾，使得脾胃气机不利、升清降浊功能失调，导致精微物质不能化生气血，营养周身，反化为浊阴之邪蓄积在血液之中，故而表现为血糖升高。

评估长期血糖控制的金指标

糖化血红蛋白（HbA1c）是评价长期血糖控制的金指标，也是调整血糖管理方案的重要依据。

HbA1c 是由红细胞内的血红蛋白与血糖结合而成的，这种结合是不可逆的，可保持120 天左右，所以糖化血红蛋白能反映出患者过去 4 个月左右的血糖平均水平。

HbA1c 正常值为 4 %~6.5 %，糖尿病患者控制目标为 < 7 %。治疗之初每 3 个月检测 1次，达到治疗目标可每 6 个月检查 1 次。需要注意的是：①对于患有贫血和血红蛋白异常疾病的患者，这个检测是不可靠的；②这种监测不能反映近期的血糖水平，所以它不能取代空腹血糖和餐后血糖的监测。

为什么在炎症、情绪等应激状态下，血糖会持续升高

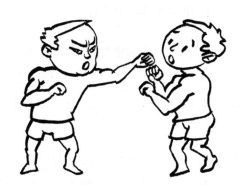

在这个问题里面，血糖也约等于"即时能量"。

在应激状态下，身体需要很多的能量。所以会及时地调动能量储备，变为"即时能量"，这样监测的时候，就会看到血糖升高。

严格来讲，这种血糖升高不应该被诊断为糖尿病。

比如有的患者长期患甲沟炎，这样的话，身体就会为了随时备战，储存一部分"即时能量"。通过监测可以发现血糖高，治疗这种高血糖的根本办法就是利用恰当的治疗和正确的剪指甲的方法治好甲沟炎，身体不再处于备战的状态，血糖自然就会降下来。

所以，治疗血糖高，不能为了降糖而降糖，要找到血糖高的原因，才能合理地应对。

瘦人会患 2 型糖尿病吗

大家都知道 2 型糖尿病和肥胖有关。但是有些人看起来很瘦，也得了 2 型糖尿病，这能说明 2 型糖尿病和肥胖相关的结论是错误的吗？

回答这个问题，我们一定要明白：准确来讲，很多 2 型糖尿病和内胖有关系。这里讲的肥胖就是内胖，内胖就是内脏脂肪含量超标。

在临床上我们也能见到很多人，虽然看起来很瘦，但是体检的时候会查出脂肪肝，查血的时候会发现血脂高，这类人就是"外瘦内胖"。看起来很瘦，也就是皮下脂肪比较少，而实质是内胖，大多数情况下是看不出来的，需要进行专业的检查。

当然也不排除有一些"内瘦"的患者，他们的治疗与"内胖"的患者完全相反，主要是从增加血容量的角度去考虑。本书重点讨论"内胖"型糖尿病患者的治疗。

脂肪肝与 2 型糖尿病有什么关系

　　二者是一棵树上结的两颗果子，它们虽不存在因果关系，却都是代谢综合征的表现，有互相警示的作用。也就是说，发现脂肪肝，我们要想着防治 2 型糖尿病；发现 2 型糖尿病，我们要想着防治脂肪肝。

　　有研究认为，脂肪肝患者更易罹患糖尿病，同时，2 型糖尿病患者脂肪肝发生率明显升高，二者属于共病关系。脂肪肝与 2 型糖尿病相互影响，会形成恶性循环。2 型糖尿病会增加患脂肪肝的风险，而脂肪肝又是 2 型糖尿病的独立发病因素。当二者共患时，首先，胰岛素抵抗更为严重，代谢率变低，会使患者向终末期肝病进展，发生相关不良结局的风险更大；其次，与单独患 2 型糖尿病相比，合并脂肪肝的2型糖尿病患者并发症进展更快，血糖更加难以控制。

脂肪肝是一类与胰岛素抵抗及遗传等因素相关的慢性代谢性疾病，被认为是代谢综合征在肝脏的体现，患病人数达全球总人口的25.2 %。脂肪肝患者中患2型糖尿病的概率比正常人群高。正常情况下，消化道吸收的葡萄糖近60 %经肝脏吸收，被转化为氨基酸、脂肪酸及糖原等物质储存起来，50 %~80 %的胰岛素经肝脏清除。当肝脏发生病变时，肝细胞数目减少，葡萄糖的吸收和胰岛素的清除减少，造成体内高血糖和高胰岛素状态，高水平的胰岛素会引起外周组织胰岛素受体数目减少和亲和力降低，从而出现胰岛素抵抗。同时，由于肝细胞数目减少，导致胰高血糖素被肝脏灭活减少，外周组织对其敏感性降低，引起胰腺细胞代偿性分泌增加，使胰高血糖素基础水平明显升高，直接导致血糖升高，加重糖代谢紊乱。

一项研究发现，通过对2型糖尿病患者进行生活方式的干预，包括减降糖和降压西药、饮食调整及维持减肥效果，有36%的患者没有复发，同时他们的肝源性甘油三酯降到正

知识要点

通过持续而系统的干预，降低体内脂肪便可以有效逆转糖尿病的发生和发展。所以体内脂肪的监测对2型糖尿病的及早干预至关重要。

常值并保持稳定，血浆甘油三酯和胰腺内脂肪含量也发生了相应的变化，而那些未缓解及反弹的患者，这些指标含量均超出正常范围。所以，2 型糖尿病的发生、发展与肝源性甘油三酯密切相关。研究者认为，当体内脂肪含量过多，超出身体处理阈值时，脂肪便会不正常地储存在肝脏，随着脂肪堆积过多，便会转移至其他部位，当阻塞到胰腺时便会影响中枢神经对胰岛素分泌的有效调控，进而导致 2 型糖尿病的发生、发展。然而，脂肪堆积的过程是可逆的，通过持续而系统的干预，降低体内脂肪便可以有效逆转糖尿病的发生和发展。所以，体内脂肪的监测对 2 型糖尿病的及早干预至关重要。

脂肪容易堆积在哪些部位？为什么糖尿病患者会消瘦

人体脂肪的堆积内侧比外侧多，近端比远端多。首先，人类四肢的脂肪内侧比外侧多，腹部脂肪沉积比后背多。其次，体内脂肪以人体重心为中心越向外堆积越少，靠

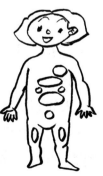

近重心的皮下位置更容易沉积脂肪，人体远端，如头、小臂、小腿等部位脂肪沉积速率要慢于近重心位置。

人体脂肪堆积首选人体重心附近，腹部与人类站立时的重心位置接近，在这里囤积"备用能量"不会影响人类坐、站、走、跑、跳时的重心变化，尤其是可以保持人类直立行走时的几何平衡性。所以，腹部内脏脂肪和腹部皮下脂肪是脂肪堆积的首选位置，接下来的区域是臀部、大腿内侧、上臂内侧。

人体的脂肪堆积以人体重心为球心，向外形成同心球。腰腹部脂肪堆积速率一般比四肢快，上臂内侧、大腿内侧和臀部这些离人体重心更近的位置，其脂肪堆积速率快于大腿外侧和上臂外侧。那些极度肥胖者，越胖越近似于球形，球的中心近似于人体重心，这样能保证人在活动时不会因重心变化太大而摔倒。这种脂肪堆积的"重心近端效应"不但适用于人，同样也适用于大部分其他哺乳动物。

人体脂肪易堆积部位还有很多特点，如：

1. 内外有别。内脏堆积（脂肪附着在器官周围）和皮下堆积（脂肪堆积在皮下 80% 的组织中）是两个不同的概念，需要区分辨别。

2. 男女有别。在女性和男性身上都容易堆积脂肪的部位是肚脐周围。通常女性主要堆积于下腹部，男性主要堆积于上腹部。具体来讲，女性的脂肪一般堆积在臀部和大腿，形成所谓的"梨形"身材；男性的脂肪通常囤积于腹部，形成"苹果形"身材。女性的双膝内侧、上臂的中上部区域（常包括肱三头肌部位）也是容易堆积脂肪的部位。

3. 人种有别。成年亚洲人比欧洲人更倾向于内脏堆积脂肪或向心性肥胖，而地中海地区的女性则多为大腿外部肥胖。

胰岛素是一种合成激素，它能够降低血糖，合成脂肪。胰岛素的绝对或者相对不足，会导致脂肪合成减少，人就会变得消瘦。

哪些2型糖尿病患者更难治

临床观察发现，有两类患者治疗会更难一些。

一是年龄偏大，身体整体状况问题较多，这类患者治疗会困难一些，所以建议患者及早治疗。

另一类是用西药越多、时间越长越复杂，

治疗起来越困难。广汗法有一句术语叫"误治为万病之本"。什么叫误治呢？误治就是和身体的长远健康有冲突的治疗。现在大多数药物治疗的目的就是改善短期症状和指标，和广汗法提倡的"立足长效求速效"相悖，脱离长效考虑的短期治疗行为一定是有害的，一定要警惕这类误治。

胰岛素有效利用率的提出有什么意义

胰岛素有效利用率有两个要素。第一，要有胰岛素；第二，胰岛素可以被有效利用。被抵抗的胰岛素是不能计算在有效利用率之内的。

胰岛素有效利用率可以反映胰岛素绝对或者相对不足，但具体的计算方法仍在研究中。

☆微课视频
☆科普课程
☆健康饮食

扫码获取

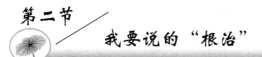

第二节　我要说的"根治"

根治的大原则

以"中"为的，尊重人体，立足整体，放眼长远。

根治的步骤

纠偏、复正、持中。

为什么说"万物生长靠太阳"

中国科学院拍摄的科教片《宇宙与人》指出，我们把自己赖以生存的一颗恒星叫做"太阳"，它的光辉对地球的生命是最根本的，阳光在地球表面已经掠过了40多亿年，今天的生态就是纯粹阳光的塑造，这种塑造使得地球拥有了一个长达40亿年的生命链，这个链条其实就是固定的阳光，因为生命本质的含义就是把光能变成物质的新陈代谢。

地球生命纯粹就是太阳塑造出来的，并不是在某一个时间点完成的，而是在40亿年的时间里不断地被塑造。

太阳的光辉对地球的生命是十分重要的。

"日出而作、日落而息"的规律已经刻在人类生命的密码里，"从之则治，逆之则乱"，我们是准备更好地顺应，靠着太阳生长，获得健康，还是准备逆大自然的规律呢？

糖尿病可以根治吗

根治，从患者角度理解为治愈且不再复发；从医者角度理解为"治病必求于本"（《素问·阴阳应象大论》）。本书的"根治"特指"治病必求于本"。

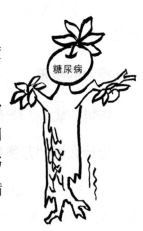

"根"本义指草木之根。引申义：①事物的本源；②彻底去除。根治之"根"应该取引申义，即从"事物的本源"着眼，以达到"彻底去除"的目标。

"治病必求于本。"整体失调是本，症状是标，具体到糖尿病来说，机体失衡是本，血糖异常是标。以直接降糖为目标去治疗，是在治标，或者说是在舍本逐末，故无法根治，这是目前多数西医和一些中医治疗的大法；而另一些西医和一部分中医准确地抓住了"整体失调"这个发病机制中的根本问题，使根治成为可能。

为什么说疗效重要，规律更重要

先来打个比方，10个施工队各自修一座塔，依据的是同一份精心设计的施工方案图，就能建出好塔吗？其中1个施工队完全按照施工方案来修建，建好的塔宏伟而结实。而其他9个施工队都没有很好地研究和实践施工方案，建成的塔有各种各样的问题。

请问，施工方案有问题吗？

俗话说"内行看门道，外行看热闹"。方案是门道、是规律。

治疗慢性病就像建塔，不仅要有合理、有效的治疗方案，更需要患者对方案的学习、研究与执行。

现在国家讲的慢病管理中的慢病都需要患者主动参与治疗。对于2型糖尿病，我们有系统的人体"施工方案图"：磨谷法，只

知识要点
　　治疗慢性病就像建塔，不仅要有合理、有效的治疗方案，更需要患者对方案的学习、研究与执行。

要你有"我的健康，我做主"的信念，认真学习和实践，一定会建成宏伟而结实的身体之"塔"。

还是回到开头那个比方，有了一份精心设计的施工方案图，接下来重要的事情是选拔一批优秀的，有学习、研究、实践能力的施工人员。否则，想要建成一座好塔，只能是缘木求鱼。

为什么说规律重要，规律发挥作用的条件更重要

规律要依赖于条件，条件没有满足，规律就无法发挥作用。

所以我们需要一定的方法来积极创造让规律发挥作用的条件。

第三节

不让出汗的"广汗法"

广汗法为什么"不让出汗"

广汗法这个名称很容易被误解为——发汗、让出汗、汗蒸等。

广汗法真正要达到的目的是"气内蒸而不骤泄"。这些源于对《伤寒论》第12条"一时许，遍身漐漐，微似有汗"和《黄帝内经》中卫气功能"温分肉，充皮肤，肥腠理，司开合"的深刻挖掘和持续临床验证。

为了避免对广汗法没有真正认识的人的误解，所以给广汗法加了一个定语——"不让出汗"，以便引起大家对广汗法的认真思考。

如何治疗2型糖尿病

中医治疗的目标是向中靠拢。就体重而言，体重高的需要减，体重低的需要增，对于体重偏离正常范围的患者，我们会让他在调整体重的过程中使血糖变得正常。就食欲而言，食欲旺盛的会得到控制，而食欲不好的，会让其适当提升。

治疗 2 型糖尿病的目标是综合调整，不是单一地控制血糖。中医降糖是在恢复人的整体生态的前提下，恢复肠道微生态，并且发动自身的能力，维持正常的生态。简单讲就叫"努力发掘，加以提高"。

对 2 型糖尿病患者采取降糖、降压、降脂、抗血小板等综合防治策略，可显著降低心血管死亡率和全因死亡率。因此，2 型糖尿病患者管理的目标不仅仅是血糖控制，还包括血压和血脂综合控制达标，减少并发症的发生，降低致残率和早死率。

这样的治疗目标，仅仅通过不断增加西药对症治疗是不容易完成的，而用中医"治病必求于本"的一揽子治疗方案可以实现。

广汗法治疗糖尿病，记住这十六个字

这十六个字是"汗热代谢，纳强运弱，损谷、消谷、磨谷、若谷"。

当然，单纯记住这十六个字肯定不够，一定要真正明白它的含义，并加以践行。

"汗热代谢"

"汗热代谢"这四个字是根治糖尿病必须关注的主观指标。

这四个字可以分成三个部分——汗、热、代谢。

这三个词之间的逻辑关系是：只有汗可控，体内的热才能泄得少，只有热增强，代谢能力才能提高。代谢综合征是由于代谢能力降低引起的，代谢能力增强，意味着代谢综合征会获得根本上的治疗。就如同蒸馒头，火太大，水蒸气会把大量的热量带走，易致馒头外熟里生，所以蒸馒头后期需要用小火，减少泄热。

所以三者之间汗是基础因素，热是关键，代谢是临门一脚。三者都重要，但是相比较而言，控汗更容易被大家忽略，所以我们一定要关注汗出的正常，学会控汗是治疗 2 型糖尿病的根本问题。

广汗磨谷法中的"谷"

损谷步骤的"谷"指食物。

消谷和磨谷步骤的"谷"指水谷等，具

体来说是代谢过程中产生的各种物质，如痰、火、湿、食、瘀等。这也是经常用到五苓散、桃核承气汤、桂枝茯苓丸、甘露消毒丹等方剂的原因。

肠道微生态学说对于广汗法治疗2型糖尿病有什么意义

广汗法提出"磨"理论模型来指导损谷、消谷、磨谷法治疗2型糖尿病的实践。

"磨"理论着眼于调整中医的脾，与肠道微生态学说如出一辙，调脾相当于调整肠道微生态。

我们可以借鉴肠道微生态学说的很多科研方法用于"磨"理论治疗2型糖尿病的科学研究。

"慢病轻治"是什么意思

"慢病轻治"不是通则，不能适用于所有的慢性疾病。对于2型糖尿病患者出现的上焦问题，可以考虑使用慢病轻治的方案。

以下一段是何绍奇先生书中的文字。其中谈到的"慢病轻治"有其适用范围。适用范围是肺系病、表病、上焦病、郁病等。

蒲辅周先生常用玉屏风散治疗"频频伤风"即三天两头感冒不断的患者，效果很好。

有人学得此法，便用大剂量黄芪益气固卫实表为君，作汤剂，二三剂后，不唯依然如故，而且胸闷腹胀，惶惑不解。

蒲老乃告以"慢病轻治"之理，并指出，脾为肺之母气，故玉屏风散是以术为君，黄芪用量太大，难免有壅塞之弊。建议改汤剂为煮散，即白术120 g、炙黄芪75 g、防风35 g，研为粗末，1日2次，每次仅用5 g，小火煮10分钟，去渣，澄清，顿服100 ml。结果不到1个月，即完全告愈。煮散是蒲老推崇的一种剂型，因其剂量小，服后易于吸收，不伤胃气，效果好，所以他喻之为"轻舟速行"。

广汗法磨谷理论的中医经典依据有哪些

1.《金匮要略》：脾伤则不磨……宿谷不化。

2.《伤寒论》：损谷则愈。

3.《金匮要略》：腹满寒疝宿食病脉证并治篇。

4.《神农本草经》：推陈致新。

5.《伤寒贯珠集》：阳气内蒸而不骤泄。

广汗法"三通六顾"学说体系中的"三通"包含哪些含义

"三通"包含以下三种含义：①表通、里通、气通；②强通、缓通、微通；③理通、心通、身通。

☆微课视频
☆科普课程
☆健康饮食

扫码获取

第四节
"阳气内蒸而不骤泄"与汗热代谢

"阳气内蒸而不骤泄"中"不骤泄"的含义

"不骤泄"体现了"中"的妙义。

不泄是偏，泄也是偏。不骤泄是"微微似欲出汗"的"中"，需要先体会到"中"的那种感觉。

在实际的临床工作中，不骤泄可以提高内蒸的效率。也就是消耗最少的水和火达到内蒸的状态，必须以近似于"不泄"的不骤泄作为前提。

控汗的意义是什么

对于整体和局部汗多的患者来讲，控汗意义重大。

第一，汗的可控，是郁热减轻、食欲可控的重要指征，也是损谷步骤获效的指征。

知识要点

不泄是偏，泄也是偏。不骤泄是"微微似欲出汗"的"中"。

第二，汗的可控，是身体散热减少，基础体温升高的可靠保障，也是磨谷步骤的保障。

可以这样认为：控汗是损谷步骤的结果，同时也是达成磨谷目的的手段。

控汗是损谷和磨谷这两个步骤之间的联络枢纽。

"热而无汗"在治疗2型糖尿病中的意义是什么

首先，"热而无汗"是一种"中"的状态。表现为不热和过热之"中"的温热，无汗和汗出之"中"的似汗。不热无汗是一种偏的状态，汗出热减也是一种偏的状态。

其次，"热而无汗"是一种可以让基础体温升高的状态。

最后，"热而无汗"是一种代谢能力最旺盛的状态，是治疗代谢综合征的"法宝"。

所以学习、研究、实践"热而无汗"，是每一个内胖型2型糖尿病患者都需要做的事情。

基础体温和汗有关系吗

有。汗会泄热，一般来讲出汗越多，基础

体温就会相对越低。所以通过控汗，在一定程度上可以达到提高基础体温的目的。

基础代谢率和汗有关系吗

有。通过基础体温做纽带，基础代谢率和汗之间发生了关联。汗会泄热，出汗越多，基础体温相对越低，从而导致基础代谢率降低。

糖尿病患者测量基础体温有什么意义

基础代谢率和基础体温直接相关，2型糖尿病的根本原因是基础代谢率降低，年龄增大则是引起基础代谢率降低的主要原因。我们要长期监测基础体温，以此推测衰老的速度。通过干预使基础体温升高，从而实现基础代谢率的增加，这就是关注基础体温变化的意义。

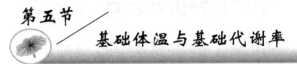

第五节
基础体温与基础代谢率

平常说的体温是身体内部温度，还是体表温度

平常说的体温是指机体深部的平均温度，即心、肺、脑和腹腔脏器等处的温度，也叫体核温度。当人体的体核温度相对恒定在37℃左右时，身体的功能最为完善，这也是机体健康的指标。

体核温度高于体表温度，且比较稳定，各部位之间的差异不大，但由于各器官组织的代谢水平不同，其温度略有差异。可以认为在任何内脏和组织中的温度有赖于：①这一部位的代谢活动；②通过这一部位的血流量和血液温度；③与周围组织的温度差。

在临床和试验中，常被记录的体温是直肠、口腔和腋窝的温度。直肠温度通常较口腔或腋下温度高，它可以代表机体深部的温度。

体温的变化和年龄的关系

正常人体温的变化与年龄有关。年轻人体温偏高，老年人体温偏低，随着年龄的增长，其体温有逐渐降低的倾向，大约每增加 10 岁，平均降低 0.05℃。

什么是基础代谢率

基础代谢率（BMR）是指人体在清醒而又极端安静的状态下，不受肌肉活动、环境温度、食物及精神紧张等因素影响时的能量代谢率。归纳一下，对"基础"的要求有以下几点：①清醒；②安静；③不运动；④不进食；⑤不紧张；⑥外界温度恒定。

在基本的生理活动（血液循环、呼吸及恒定的体温）状态下，每小时单位表面积最低耗热量减去标准耗热量，其差值与标准耗热量之百分比，称为基础代谢率。其公式为：

基础代谢率（相对值）＝（实测值 － 正常平均值）/ 正常平均值 ×100 ％

基础代谢率和年龄的关系

如图 1-1 所示，婴儿时期身体组织生长旺盛，基础代谢率最高，以后随着年龄的增

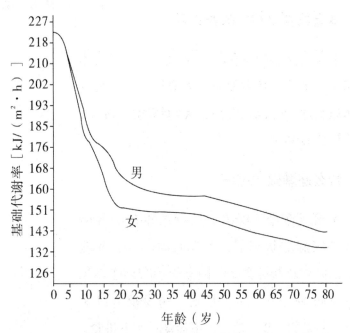

图1-1 基础代谢率和年龄的关系

长而逐渐降低。

这个和年龄与基础体温的关系是类似的。

基础代谢率和基础体温的关系

基础代谢率和基础体温的关系大致是：基础体温越低，基础代谢率越低；基础体温越高，基础代谢率越高。

基础体温升高和基础代谢率的关系

基础体温升高时，基础代谢率也随之升

高。有研究表明，通常情况下，体温每升高1℃，基础代谢率就升高13％。

提高基础代谢率需要关注效率问题吗

需要。人体内的"水"和"火"与生命的长度有关，所以不能无限制地消耗。用最少的水和火的消耗，来保证气内蒸，才是最有效率的。

提高基础代谢率一定要考虑投入—产出比的问题。不计投入，只提高基础代谢率，是违反"立足长效求速效"的整体治疗原则的。

换个角度来说，只有保证不骤泄或者不泄，才能用最少的水和火达到气内蒸的状态。

不骤泄或者不泄，就是汗的问题了。所以治疗2型糖尿病，对汗的研究很重要。

"阳气内蒸"监测项目测什么

测的是体表温度。可以测四个方面：①内充性；②若一性；③平衡性；④有序性。

糖尿病人
如何科学降血糖？

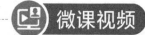 **微课视频**

💧 看配套视频，深入理解本书内容。

科普课程

💧 这些注意事项糖尿病人一定要谨记！

健康饮食

💧 糖尿病人饮食指南，照着吃，血糖不用愁。

微信扫码
查看视频讲解

第二章

事实为证，减停降糖药案例

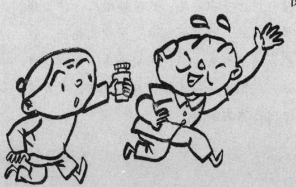

本章案例分为三部分——第一节是科学减停胰岛素，第二节是科学减停降糖药，第三节是未用药的要好治。

　　西医治疗更多的是在做加法，而中医治疗更多的是在做减法。我们遵循这一原则，广汗法治疗的糖尿病患者，多数在安全的前提下一直减停胰岛素和口服降糖药，最终使很多患者摆脱了终身用药的困扰。

　　真正的中医人应该明白：所有治疗的终极意义都是"拐棍"。短期用"拐棍"的目的是创造条件对自身能力"努力发掘，加以提高"，从而最终摆脱"拐棍"，而不是越用"拐棍"越多。

　　越治"拐棍"用得越少的是减法，越治"拐棍"用得越多的是加法。

　　我们在治疗过程中发现，越早接触广汗法治疗体系，病程越短的，减停胰岛素及降糖药越快，效果越好，所以选病例数十则，希望更多人知道还有这种新方法，进而有兴趣了解这种新方法，早日减少甚至解除对药物的依赖。

第一节　科学减停胰岛素

验案 1　黄某，11 岁，甲沟炎合并糖尿病，住院期间停胰岛素

患儿黄某，男，11 岁，广西人。主因"发现血糖升高 10 月余"于 2020 年 8 月 5 日入院治疗，诊断为"2 型糖尿病"。如果不是因为阑尾炎急性发作，急需手术治疗，这个曾经的"小肥仔"和他的家人根本不会想到他的血糖居然能达到 25.09 mmol/L！

2019 年 10 月，患儿因为急性阑尾炎发作做手术时做了常规检查，发现空腹血糖 11.04 mmol/L，糖化血红蛋白 15.2 %，从这简单的化验结果看，患儿血糖高已经有相当长的一段时间了。自从被诊断为"糖尿病"，才 11 岁的患儿就开始了胰岛素干预治疗，设想一下，假如一直依赖胰岛素，未来胰岛素将会伴随他多久？患儿爸爸偶然在网络平台

上得知笔者通过纯中医治疗能有效停用胰岛素，抱着停用胰岛素的希望，他联系了广汗法病房，驱车 2000 多千米，历经 20 多个小时，帮助患儿于 2020 年 8 月 5 日住进了广汗法纯中医病房。

患儿入院时存在的问题：①血糖值高，胰岛素依赖治疗；②食欲旺盛；③消瘦明显（发病以来体重下降 20 kg）；④甲沟炎。

住院期间患儿整体变化如下：①停用胰岛素，血糖平稳；②食欲可控；③长高增重；④甲沟炎痊愈。

入院后针对患儿血糖进行了密切监测，根据患儿一般情况（精神、饮食、睡眠、大小便）给予了百合茯苓方、黄芪＋四味健步汤、桂枝附子方，同时针对甲沟炎情况给予口服五味消毒饮，外敷如意金黄散（醋、酒、蜂蜜调）。

住院第 1 天：发现患儿血糖值特别高，餐前、餐后均在 23 mmol/L 以上，安全起见，先把胰岛素用量加上来，由之前的 4-4-3-4，调整为 8-8-8-8。

住院第 2 天：因前一天血糖明显下降，餐前 9.3~13.4 mmol/L，餐后 5.4~9.7 mmol/L，血糖水平明显平稳，调整胰岛素用量为 0-8-4-6。

住院第 3 天：患儿调整胰岛素用量后血糖平稳，且有下降趋势，继续调整胰岛素用量为 0-6-0-6。

患儿血糖平稳，继续调整胰岛素用量，将三餐前的速效胰岛素停用，只保留 6U 的基础胰岛素。

通过前 3 天不断更新的胰岛素用量，我们看一下这 3 天的血糖，患儿的空腹血糖波动在 7.1~15.7 mmol/L，餐后血糖波动在 6.6~18.5 mmol/L，从数值看空腹及餐后血糖最高值比之前高一些，这是因为突然撤掉胰岛素身体出现的应激反应。

基础胰岛素 6U 维持治疗了 5 天后，患儿餐前血糖波动在 5.4~6.8 mmol/L，餐后血糖波动在 8.2~13 mmol/L，血糖明显下降，因这天睡前血糖 9.5 mmol/L，将基础胰岛素再下调 2U。

患儿一天血糖值平稳，睡前 8.8 mmol/L，继续调整，停掉所有胰岛素。

为保证疗效，又对患儿进行了 3 天观察，我们看一下离开胰岛素，我们小黄同学血糖是否能平稳呢？这 3 天，餐前血糖波动在 5.9~9.3 mmol/L，餐后血糖波动在 8.1~11.4 mmol/L，患儿血糖通过纯中医治疗得到了有效控制。

在住院期间脱离胰岛素，事实证明有些患者是可以做到的。当然后面还需要继续治疗，身体的持续恢复才是不用药还能维持血糖正常的保障。

按：炎症会加重糖尿病患者的血糖波动，此患儿在患病期间，"炎症"一直存在，不论是之前的阑尾炎，还是现在一直存在的甲沟炎。治疗上我们会考虑患者的甲沟炎，给予对症处理，内服外治，使炎症缓解，患儿的血糖也趋于平稳，停胰岛素也更加顺利。

验案 2　张某，33 岁，7 天停掉 30U 胰岛素

患者张某，男，33 岁，陕西人。5 年前确诊糖尿病，血糖高达 30 mmol/L，后注射胰岛素每日 30 U 治疗，血糖控制不佳，寻求中医治疗。2020 年 12 月 9 日入广汗法纯中医病房住院时，血糖波动在 3.8~13.2 mmol/L，波动幅度大，有低血糖风险。患者上半身感觉热，膝关节疼痛，小腿凉，下肢特别是小腿和脚感觉麻木已经两年，不断加重，予纯中医治疗，以四味健步汤合二仙汤，并要求患者按照广汗生活处方来调整生活习惯。

入院第 1 天：患者自觉上半身没之前那么热了，咽干、咽痛的症状得以缓解。

入院第 2 天：相关检查回报后，开始系统服用中药，患者血糖控制较前变好，自觉下肢温热，并感觉麻木感减轻。

入院第 3 天：血糖波动在 3.9~7.7 mmol/L，胰岛素由之前的三餐各 5 U、临睡 15 U，总量 30 U，直接减至早餐和临睡各 5 U，总量 10 U。

入院第 7 天：胰岛素只用临睡前 5 U，入院第 8 天胰岛素全部停用，血糖平稳在 5~6.9 mmol/L，空腹和餐后血糖全部正常。不仅血糖变化明显，并且小腿和脚的麻木感也明显减轻。患者住院期间血糖变化及胰岛素使用情况见表 2-1。

胰岛素能很快停掉吗？广汗法纯中医病房用事实给出了回答。纯中医治疗，不打针，不输液，"立足长效求速效"治疗 2 型糖尿病，让年轻的糖尿病患者摆脱"需终身服药"的烦恼。

表 2-1　张某住院期间血糖变化及胰岛素使用情况

（体温单位℃，血糖单位 mmol/L，胰岛素单位 U）

时间	晨起体温	血糖									胰岛素			
		空腹	早餐后	午餐前	午餐后	晚餐前	晚餐后	临睡前	PPGE	LAGE	早餐前	午餐前	晚餐前	临睡前
入院前	—	8.9	—	—	—	—	—	—	—	—	5	5	5	15
第1天	36.2	6.8	8.9	6.2	13.2	12.6	6.9	5.3	7.9	3.9	5	5	5	15
第2天	—	5.9	9.1	5.2	4.3	6.2	6.6	5.6	4.8	1.5	5	5	5	15
第3天	—	5.2	4.4	3.9	7.1	6.4	7.7	5.9	3.8	2.3	5	0	0	5
第4天	—	5.7	5.1	5.4	8.1	5.9	8.3	8.1	3.2	1.9	5	0	0	5
第5天	—	7.5	6.7	6.3	6.8	6.1	—	7.6	1.5	—	5	0	0	5
第6天	—	4.7	7.0	4.9	7.5	5.9	—	7.9	3.2	—	5	0	0	5
第7天	—	5.9	5.7	—	7.8	—	—	9.6	1.9	—	0	0	0	5
第8天	—	5.8	—	5	—	6	6.9	6.3	—	—	0	0	0	0

注：PPGE，餐后血糖波动幅度；LAGE，最大血糖波动幅度

读 书 笔 记

按：糖尿病患病人群日趋年轻化，长期注射胰岛素不仅降低了患者的生活质量，更会带来一系列负面影响，造成内脏脂肪堆积，引起腹型肥胖，导致胰岛素抵抗，引起血糖升高，之后需要不断增加胰岛素的注射量以维持血糖，形成恶性循环。只有短期内停掉胰岛素，才会使腹围减下来，内脏脂肪减少，胰岛素抵抗降低，血糖平稳，回到一个良性的循环中。

验案 3　马某，41 岁，10 天停完 32U 胰岛素

患者马某，男，41 岁，山西人。1 年前

发现血糖升高，于××市人民医院诊断为"2型糖尿病"，一天共注射胰岛素32U：门冬胰岛素30注射液和甘精胰岛素，未规律监测血糖。1年前发现左肾囊肿，行左肾切除术。

入院第1天：食欲强，睡眠差，易醒，下肢凉，胸部汗多，2~3天大便1次，偏干，小便正常。体重73.5 kg，身高170 cm，BMI 25.3 kg/m²。入院检查提示：甘油三酯3.23 mmol/L。糖化血红蛋白9.05 %。尿液分析：尿微量白蛋白56.87 mg/L（正常 < 30 mg/L），尿葡萄糖（++）。治以百合茯苓汤加黄连，2剂/日，早、中、晚饭前及睡前服。

入院第6天：晚餐前开始，患者门冬胰岛素30注射液开始减量到4 U，睡前甘精胰岛素注射液减量到4 U。

入院第7天：患者食欲可控，睡眠好转，出汗减少，大便1次/日，上方不变，适当增加大黄用量，保持大便3次/日左右。

入院第9天：血糖平稳，门冬胰岛素30注射液减量到2U，停睡前甘精胰岛素注射液。

入院第10天：停所有胰岛素。

入院第11天：患者食欲可控，下肢较前温热，出汗明显减少，睡眠佳，当日大便2~3次，顺畅。复查尿液分析：尿微量白蛋白 30.7 mg/L（较前减 26 mg/L），尿葡萄糖（－）。

出院后随访，患者空腹血糖 6~8 mmol/L，餐后 2 小时血糖 7~9 mmol/L。

患者胰岛素减量过程中，血糖控制平稳，停用胰岛素后血糖依旧保持平稳，继续监测血糖，远期疗效可期。

按：糖尿病肾病是糖尿病的常见并发症，最终会导致肾衰竭、尿毒症，最后危及生命。此患者本次入院治疗才发现尿微量白蛋白高，通过中医中药治疗 11 天后，指标明显好转，效果显著，中医治疗糖尿病并发症，需要医患共同努力。

验案 4　郭某，51 岁，住院 1 天，停掉 58U 胰岛素

患者郭某，女，51 岁，山西人。发现糖尿病 20 年，高脂血症 1 月余，近 10 年来一直注射胰岛素，不断加量，每日用 58 U，早餐前注射（门冬胰岛素 30 注射液）18 U，午餐前注射（门冬胰岛素 30 注射液）15 U，睡前注射（甘精胰岛素注射液）25 U，血糖时高时低；睡前口服阿托伐他汀钙片 1 片降血脂。

2020 年 1 月 3 日住院，开始进行广汗法纯中医治疗。患者精神、食欲可，易出汗，大便 1 次 / 日，偏黏，舌苔白，齿痕明显。治以"坎坤坎"方案口服，2 剂 / 日，结合纯中医外治、饮食、"热而无汗"运动、随日睡眠等。

"坎坤坎"方案为笔者自拟系列组方，具体用药如下。

坎坤坎 1 号：炒鸡内金 3 份，茯苓 10 份，知母 5 份，百合 12 份。

坎坤坎 2 号：炒鸡内金 3 份，茯苓 10 份，生地 5 份，百合 12 份。

坎坤坎 3 号：酒大黄少量。

坎坤坎 4 号：生大黄少量。

坎坤坎 5 号：生大黄较大量。

坎坤坎 6 号：黄连少量。

坎坤坎 9 号：黄连较大量。

坎坤坎 10 号：红参少量、小米大颗粒含服。

坎坤坎 12 号：市售含糖小柴胡颗粒少量。

坎坤坎 15 号：干姜少量。

坎坤坎 30 号：干姜较大量。

举例：坎坤坎 1+5+6+10+12+15。说明，坎坤坎方案中序号即为剂量，故方案序号不连续，药物后只标注份数，不标注具体剂量。

如坎坤坎 1 号中炒鸡内金 3 份即为 3 g，坎坤坎 2 号中炒鸡内金 3 份即为 6 g。

入院后第一时间嘱患者停服阿托伐他汀钙片，密切关注血糖变化（每日监测 10 次）。入院第 1 天胰岛素用量不足前一日的一半，当日血糖平稳。

入院第 2 天：0 点 2 分，血糖 7.4 mmol/L；3 点整，血糖 6.1 mmol/L；6 点，血糖 6.4 mmol/L，患者精神好，饮食可，睡眠可，大便 2 次，顺畅。停胰岛素，当天 7 段血糖平稳，血糖维持在 5.6~8.1 mmol/L。

入院第 3 天：患者未用胰岛素，血糖平稳，精神、饮食、睡眠、大小便、出汗等诸症均好。

广汗法纯中医病房治疗 1 天，结束了 10 年来每日注射 58U 胰岛素的生活，血糖控制平稳，生活质量提高。

按：此患者为老年女性，糖尿病、高脂血症、肥胖，长时间使用胰岛素、阿托伐他汀钙片，血脂未达标，体重一直增长，这就是前面说到的恶性循环，必须在短时间内停用所有胰岛素，包括口服降脂药，使其恢复良性循环，这才是治疗的根本。

知识要点

偏瘦、偏胖都是偏，治疗原则是执中纠偏。

验案5　郭某，52岁，减用胰岛素，10天体重增加4kg，刷新了患者对糖尿病治疗的认知

患者郭某，男，52岁，四川人。患2型糖尿病12年，平素使用胰岛素控制血糖，33U/日，血糖控制不良，餐后血糖高，夜间容易出现低血糖。体重58 kg，BMI22.5 kg/m²。

患者于2020年10月28日入院，入院时存在的问题：①食欲旺；②睡眠差；③大便偏干；④偏瘦。入院辅助检查：糖化血红蛋白8.1%，OGTT4.53 mmol/L、12.62 mmol/L、15.63 mmol/L、15.71 mmol/L。结合患者情况给予甘麦大枣汤、柴胡桂枝干姜汤合当归芍药散，并严格按照广汗损谷饮食法、"热而无汗"运动。入院后开始减胰岛素量，24 U/日。

入院第8天：患者食欲可控，睡眠改善，排便顺畅，白天血糖平稳，观察发现患者下午5点容易血糖低，夜间未出现低血糖，调整胰岛素用量为19U/日。

入院第11天：空腹血糖维持在7~9 mmol/L，餐前及餐后血糖较平稳，为10~12 mmol/L，观察发现患者上午11点左右易出现低血糖情况，调整胰岛素用量为 16 U/ 日，连续监测，未出现低血糖，血糖较前平稳。

入院第 14 天：患者由于工作原因，无法继续入院治疗，办理出院。

患者住院期间，胰岛素减量，血糖维持平稳，每日胰岛素用量从 33 U 减到 16 U，体重增加 4 kg，患者表示，之前有大夫建议他增加胰岛素的量才能使体重增加，而广汗法纯中医治疗在减用胰岛素的前提下，10 天体重增加 4 kg，刷新了患者对糖尿病治疗的认知。

按：2 型糖尿病患者大多数都是偏胖的，但也有一部分是偏瘦的，这些不典型的 2 型糖尿病患者想增加体重，西医的办法是增加胰岛素的使用量，通过增加蛋白质、脂肪的储备来增加体重。广汗法病房根据患者情况，给予辨证施治，使胰岛素减量，血糖平稳，体重也会增加，这是一个患者和医生都满意的结果。

验案 6　王某，52 岁，入院第 2 天停 32U 胰岛素，纯中医治"三高"

患者王某，男，52 岁，山西人。高血压病 10 年，糖尿病 9 年，高脂血症 1 年余。于

2020 年 11 月 30 日入住广汗法纯中医病房治疗。入院诉求：希望摆脱西药并能保持血糖、血压正常。

患者入院时存在的问题：①怕热，手心有汗；②食欲旺盛；③上腹部冰凉；④ BMI 29.38 kg/m²；⑤胃部烧心、反酸，偶有口苦；⑥口服坎地沙坦酯片、苯磺酸氨氯地平片，血压控制尚可；⑦注射用门冬胰岛素 30 注射液早 18 U、晚 14 U，偶尔中午吃阿卡波糖片，血糖控制尚可。

患者入院后理化指标检查回报。糖化血红蛋白 8.08%（高），空腹血糖：11.84 mmol/L（高），碱性磷酸酶 50 U/L（低），甘油三酯 3.46 mmol/L（高）。入院后，根据患者整体情况，给予①坎坤坎方案 1+5+6+30，关注患者手心出汗、怕热、食欲旺、体重的变化；②给予理中汤，关注患者上腹部凉的变化；③给予广汗损谷饮食法，关注胃部烧心、反酸的变化。

入院第 1 天：午餐前血糖 14.1 mmol/L，餐后血糖 14 mmol/L，血压未测。

入院第 2 天：停掉所有西药。空腹血糖 10.3 mmol/L，午餐前血糖 10.9 mmol/L，午餐后血糖 16.4 mmol/L，晚餐后血糖 9.4 mmol/L，血压 139/91 mmHg。治疗过程中患者保持每日大便 3 次左右，精神好。

入院第 6 天：空腹血糖 8.9 mmol/L，早餐后血糖未测；午餐前血糖 10.4 mmol/L，午餐后血糖 11.3 mmol/L；晚餐前血糖 7.8 mmol/L，晚餐后血糖 6.7 mmol/L。血压 128/80 mmHg，精神非常好，食欲可控。

入院第 7 天：空腹血糖 7.2 mmol/L，早餐后血糖未测，午餐前血糖 6.9 mmol/L，午餐后血糖未测，晚餐前血糖 7.8 mmol/L，晚餐后血糖 7.8 mmol/L，血压 131/83 mmHg。患者精神非常好，食欲可控，腹部凉明显改善，烧心、反酸症状未出现，体重逐渐减轻。

入院第 12 天：空腹血糖未测，早餐后血糖未测，午餐前血糖 7 mmol/L，午餐后血糖 10.2 mmol/L，晚餐前血糖未测，晚餐后血糖 6.1 mmol/L。血压 126/82 mmHg，精神非常好，食欲可控。

入院第 13 天：空腹血糖 6 mmol/L，早餐后血糖 9.2 mmol/L，午餐前血糖 6 mmol/L，午餐后血糖 7.6 mmol/L，晚餐前血糖 6.7 mmol/L，晚餐后 7.1 mmol/L，血压 130/81 mmHg，精神非常好，食欲可控。复查糖化血红蛋白 6.15 %（明显下降），空腹血糖 8.44 mmol/L（明显下降），甘油三酯 1.8 mmol/L（明显下降）。除以上指标明显变好外，患者腹部凉症状也得到了明显改善，夜尿减少，食欲较前可控，体质指数下降至 28.4 kg/m²，烧心、反酸症状明显减轻，精神明显较前好转。

按：高血压病、糖尿病、高脂血症……代谢类疾病是当今社会很常见的疾病，很多人认为中医治病见效很慢，但广汗法纯中医病房用大量的案例证明纯中医治疗代谢类疾病，只要方法准确，疗效立竿见影。基于整体治疗局部问题，患者的整体健康状况也同时得到了极大改善。纯中医病房治疗代谢类疾病"立足长效求速效""重求本不悖效速"，能够帮助患者停掉长期服用的西药，减少西药对身体的长期干扰，激发机体本能的调节机制，从而达到"停掉西药更健康"的短期和长期目标。

验案 7　程某，54 岁，停胰岛素，纯中医同时治疗 8 种病

患者程某，女，54 岁，甘肃人。BMI 18.73 kg/m²，以"夜间口渴、小便数、出汗多 3 年余，加重 1 月"为主诉，于 2020 年

10月14日入住广汗法纯中医病房。患者3年前体检发现糖尿病，未予重视，间断服用盐酸二甲双胍片、阿卡波糖片等药物，间断注射胰岛素，血糖控制不佳。两个月前被当地医院诊断为"2型糖尿病并发周围神经病变、周围血管病变，脂肪肝，泌尿道感染，桥本甲状腺炎、亚临床甲状腺功能减退症，类风湿性关节炎，干燥综合征，骨质疏松，颈动脉斑块形成"。近1个月来，患者无明显诱因出现夜间口渴、小便数、出汗多。

刻下见：精神差，入睡困难，夜里1点左右易醒，夜尿1次，食欲可，大便1次/日，顺畅、成形，小便略黄，出汗较多，手指关节略疼痛，下肢凉明显。脉左关弦滑，右关沉弦，舌尖红，舌苔偏腻，舌边齿痕，舌下瘀。既往有10余年类风湿性关节炎病史。

辅助检查：（2020年10月14日）门诊餐后2小时血糖20 mmol/L。

中医治疗情况：给予广汗磨谷法生活处方、中医外治，以及桂枝加龙骨牡蛎汤（A、B二方交替服用）、甘麦大枣汤及金匮肾气丸治疗，同时嘱患者控制出汗，保持全身温热，注意四肢保暖。具体方药如下：

　　桂枝加龙骨牡蛎汤A方：生龙骨15 g，赤芍15 g，甘草10 g，桂枝15 g，生牡蛎15 g，大枣12 g，生姜15 g。7剂，1剂/日，200 ml水冲，早、中、晚饭后服。

　　桂枝加龙骨牡蛎汤B方：煅龙骨15 g，赤芍15 g，甘草10 g，桂枝15g，煅牡蛎15 g，大枣12 g，生姜15 g。7剂，1剂/日，200 ml水冲，早、中、晚饭后服。

　　甘麦大枣汤方药：生甘草30g，浮小麦30 g，大枣80 g。5剂，1剂/日，水煎服，200 ml水冲，早、晚饭前服。

　　金匮肾气丸方药：制附子5 g，茯苓15 g，牡丹皮15 g，桂枝5 g，山茱萸20 g，山药20g，熟地黄40 g，泽泻15 g。5剂，1剂/日，水煎服，200 ml水冲，早、晚饭前服。

　　入院第2天：检查结果回报：空腹血糖13.6 mmol/L，糖化血红蛋白7.81 %。

　　入院第3天：患者精神较前好转，入睡同前，夜尿1次，大便1次/日，便质正常，出汗较前减少，手指关节轻微疼痛，下肢凉改善明显。脉左关弦滑，右关沉弦，舌尖红，舌苔偏腻，舌边齿痕，舌下瘀。

　　原方药继续服用，加大黄（另包）3 g，早、中、晚饭前及睡前服，水煎服，200 ml，嘱患者继续控制出汗，保持全身温热，注意四肢保暖。

入院第 6 天：患者睡眠好转，夜尿消失，出汗明显减少，手指关节疼痛消失，下肢转温，精神、饮食可，大便 1 次 / 天，便质正常。脉左关弦滑，右关沉弦，舌尖红，舌苔偏腻，舌边齿痕，舌下瘀。原方药继续，嘱患者控制出汗，保持全身温热，注意四肢保暖。

入院第 9 天：患者出汗明显减少，少腹不温，加暖肝煎治疗，暖肝煎方药如下，余方药同前。暖肝煎：小茴香、当归、乌药、降香、茯苓、枸杞子、肉桂、生姜各 12 g。1 剂 / 日，早、晚饭后服。

入院第 11 天：针对咽部略有不适，另给半夏厚朴汤，方药如下。

半夏厚朴汤方药：姜半夏 10g，生姜 10 g，茯苓 8g，姜厚朴 6 g，紫苏 4 g。4 剂，饭后服，水煎服，200 ml。余治疗不变，嘱患者继续控制出汗，保持全身温热，注意四肢保暖。

入院第 14 天：出汗减少，少腹不温及咽部不适减轻，予甘麦大枣汤、金匮肾气丸治疗，具体方药同前。

入院第 20 天：患者血糖趋于平稳，予以出院，嘱出院后复查肝脏超声。入院第 25 天肝脏超声示：肝脏、胆囊、胰腺、脾脏、双肾等未见明显异常。

西药停药情况如下。

入院第 1 天入院前口服盐酸二甲双胍片、阿卡波糖片，3 次 / 日，1 片 / 次。间断注射胰岛素 6 U（具体药物不详）。住院前告知患者，西药继续服用，保持血糖稳定。但患者未听医嘱，自行停西药，只服中药。结果空腹血糖 16.41 mmol/L，午餐后 2 小时血糖 31 mmol/L，晚餐后 2 小时血糖 28 mmol/L。

入院第 2 天对患者再次进行教导，口服西药按之前的剂量服用，停用胰岛素。

入院第 2 ~ 5 天：患者出汗减少，睡眠好转，血糖稳定，遂停用阿卡波糖片。

入院第 7 天：患者出汗明显减少，睡眠明显好转，夜里 1 点醒改善，改为早晨 4 点左右醒，起夜现象消失。加之血糖持续稳定，遂减去中午的盐酸二甲双胍片。

入院第 8 ~ 13 天：血糖稳定，糖化血红蛋白由 7.8 % 降为 6.1 %，空腹血糖由住院最初的 16.41 mmol/L 降为 7.6 mmol/L。

入院第 14 天：患者出汗减少，睡眠稳定。患者自述咽部有痰，不易咳出。遂减去桂枝加龙骨牡蛎汤，加半夏厚朴汤，减去早晨的盐酸二甲双胍片。

入院第 16 天：患者自述痰减少，堵塞感减轻。

患者住院期间血糖变化情况如表 2-2 和图 2-1 所示。

表 2-2　程某住院期间血糖变化情况

（单位：mmol/L）

时　间	空腹	早餐后	午餐前	午餐后	晚餐前	晚餐后	临睡前
第 1 天	—	—	—	31	18.1	28	25.1
第 2 天	16.2	18.8	14.1	9.9	9.7	13	18.3
第 3 天	13.6	16.7	12	12.1	6.2	12.5	10
第 4 天	9.1	12.7	—	5.9	9	8.8	9.8
第 5 天	8	9.8	6.6	5.1	13.1	6.6	7.9
第 6 天	6.8	10.2	5.8	6	12.2	6.6	7.2
第 7 天	8	7.8	5.3	11.6	10	7.6	8
第 8 天	8	8.3	6	9.4	14	5.7	10.4
第 9 天	9.6	11.5	6.4	7.7	8.5	8.4	8
第 10 天	7.8	7.9	4.4	8.8	13.9	6.8	7.1
第 11 天	7.9	10.4	5.9	10.1	10.1	7.3	9.3
第 12 天	8.3	7.3	6.4	9.6	8.9	7.8	8.5
第 13 天	7.2	6	6	8	9.2	12.8	11

续表

时　间	空腹	早餐后	午餐前	午餐后	晚餐前	晚餐后	临睡前
第 14 天	7.9	9.4	6.1	8.3	7.5	8.8	9.2
第 15 天	7	7.9	10.4	8	9.4	7.8	8.5
第 16 天	7.7	8.4	6.6	—	9.4	8.7	8.7
第 17 天	7.9	9.6	6.2	8.1	9.4	10.7	7.3
第 18 天	7.6	9.4	6.4	9.6	10.1	8.3	9.7
第 19 天	7.9	6.8	6.1	10.2	7	9.2	8
第 20 天	8	10	—	8.9	7	8.7	11.4

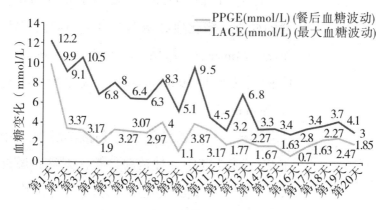

图 2-1　程某住院期间血糖波动情况

按："治一病多恙并除"一直是广汗法纯中医病房的治疗特色，在治疗糖尿病减停胰岛素及降糖药的基础上，患者的其他疾病与不适也得到治疗，这是纯中医病房治疗的长处，也是中医治疗糖尿病的优势。

读 书 笔 记

验案 8　史某，56 岁，盯着汗治疗，1 周停 45U 胰岛素

患者史某，男，56 岁，山西人。患 2 型糖尿病 10 余年，平素使用盐酸二甲双胍片控制血糖，3 个月前由于种牙，发现血糖升高，使用联合胰岛素降糖治疗。

体重 76.5 kg，身高 169cm，BMI 26.78kg/m^2。辅助检查：糖化血红蛋白 7.24%。OGTT 空腹血糖 7.24mmol/L，服糖后 1 小时 16.45 mmol/L，服糖后 2 小时 19.86 mmol/L，服糖后 3 小时 16.79 mmol/L。

用药：门冬胰岛素 30 注射液早晨 7U、中午 9U、晚上 14U。甘精胰岛素注射液：睡前 15U。早、晚餐前口服盐酸二甲双胍片 1 片。

入院第 1 天：患者精神可，食欲好，睡眠差，出汗多，大小便正常，患者头部有火疖子，疼痛。不怕冷，不怕热。方药：坎坤坎 1+3+10、二仙汤三餐饭前各服半剂，四味健步汤早、晚饭前各半剂，早、晚饭后服半剂五味消毒饮。

入院第 3 天：患者血糖情况如下。

空腹血糖 10.7 mmol/L，早餐后血糖 12.6 mmol/L，午餐前血糖 10.7 mmol/L，午餐后血糖 8.6 mmol/L，晚餐前血糖 6.9 mmol/L，晚餐后血糖 5.3 mmol/L，睡前血糖 4.5 mmol/L。患者睡前血糖低，加测夜里 3 点血糖 7.2 mmol/L。

入院第 4 天：晚餐前注射门冬胰岛素 30 注射液 5 U。患者血糖情况如下。

空腹血糖 7.5 mmol/L，早餐后血糖 11 mmol/L，午餐前血糖 6.5 mmol/L，午餐后血糖 5.7 mmol/L，晚餐前血糖 5.9 mmol/L，晚餐后血糖 9.6 mmol/L，睡前血糖 9.0 mmol/L。

入院第 7 天：根据患者血糖情况，开始停用午餐前门冬胰岛素注射液。

入院第 8 天：患者食欲可，睡眠差，出汗较前减少，大便 3 次 / 日，偏稀。根据患者食欲情况，调整治疗方案：坎坤坎 1+3+6+10、二仙汤三餐饭前及睡前各服半剂；四味健步汤 1 剂，五味消毒饮 1 剂。睡前甘精胰岛素注射液减量，改为 8 U/ 次。

入院第 9 天：患者血糖情况如下。

空腹血糖 8.1 mmol/L，早餐后血糖 8.3 mmol/L，午餐前血糖 6 mmol/L，午餐后血糖 7.6 mmol/L，

晚餐前血糖 7.1 mmol/L，晚餐后血糖 6.7 mmol/L，睡前血糖 6.5 mmol/L。

入院第 10 天：根据患者血糖情况，停用所有胰岛素。

入院第 15 天：患者停胰岛素第 6 天。餐后血糖 9 mmol/L 左右，空腹 6~8 mmol/L，体重减轻 1.5 kg。患者夜间睡眠好，晨起精神好，食欲可控，头部火疖子变小，疼痛减轻，早上大便 1 次，质软成形，小便正常，全身温热无汗，腹部温热无腹胀。患者病情好转出院，出院方案：二仙汤 + 仙鹤草 30 g，坎坤坎 1+3+9+10，三餐前及睡前各半剂。

按：此患者住院 1 周后便停用了所有胰岛素（45U），停药后 1 周不仅出汗减少，体重减轻，食欲可控，腹部变小，头部火疖子也好转，血糖控制平稳。临床上很多糖尿病患者都有出汗多的问题，出汗多导致体温低，体温低导致基础代谢降低，进一步影响血糖、体重。所有治疗的着眼点应该在"汗"上，汗出减少，基础体温升高，基础代谢增强，血糖自然降低。我们在临床上运用这一指导思想，治疗出汗多的糖尿病患者，效果显著。

验案 9 祝某，56 岁，住院 17 天，胰岛素用量减半，入院时的 5 个问题全部改善

祝某，女，56 岁，大庆人。患 2 型糖尿病 20 余年，2011 年开始使用门冬胰岛素 30 注射液控制血糖，48 U/ 日，早、晚各 24 U。血糖控制不良，餐后血糖高，随机血糖 23.4 mmol/L。患者自述在当地医院住院治疗多次，胰岛素使用总量不断升高，主要不适症状也未见缓解，其爱人通过网络视频知道了广汗法病房，遂前来就诊。

2021 年 9 月 2 日入院，入院时存在问题：①乏力；②睡眠差，睡前烦躁，心情差；③大便偏干；④出汗多；⑤小便泡沫多。入院辅助检查：糖化血红蛋白 9.1%。OGTT：空腹 9.5 mmol/L，服糖后 1 小时 19.49 mmol/L，服糖后 2 小时 22.62 mmol/L，服糖后 3 小时 20.57 mmol/L。体重 62.5kg，BMI 22.14 kg/m^2。

入院第 1 天结合患者情况给予坎坤坎 1+3 治疗，并严格按照广汗代谢饮食法、"热而无汗"运动。

入院第 6 天：患者乏力较前减轻，睡前烦躁好转，睡眠较前改善，排便顺畅。结合患

者目前情况，辅助检查：血细胞分析、肝肾功能未见明显异常，遂调整治疗方案，给予三仙汤合金匮肾气方口服治疗，三餐前服用，观察患者睡眠、出汗等情况。

入院第 11 天：患者睡眠好，小便泡沫较前减少，仍汗出多，结合患者情况，调整治疗方案：三仙汤加黄芪 60 g，三餐前服，金匮肾气方（生地黄用 150 g，山茱萸用 100 g）加五味子 15 g 饭前服。又见患者舌苔黄腻，给予身痛逐瘀汤和柴芩温胆汤隔日交替服用。患者住院后血糖逐渐平稳，开始减胰岛素量，根据血糖实际情况慢慢减量。

入院第 17 天：早晚各 12 U 门冬胰岛素 30 注射液，胰岛素总量减半。患者病情好转，办理出院。

患者住院期间，胰岛素使用总量减半，从 48 U 减到 24 U，血糖比之前更平稳。患者入院时的 5 个问题均有好转。患者乏力感全无，精神状态好；睡眠好，睡前无烦躁；大便正常，不干；出汗减少；自述泡沫尿好转三分之二，尿液复查未见蛋白及尿糖。患者非常激动，本想着是试一试，没想到效果这么好，出乎意料！

按：中医治疗糖尿病优势明显，可以整体调整人体的健康，从而使胰岛素使用减量，提高患者生活质量。中医治人，人治病。我们的落脚点不是血糖，而是人的自身健康，睡眠好了，大便好了，心情好了，出汗可控了，血糖自然会好转，尿糖也会转阴，胰岛素的使用量自然也会减少。

验案 10 吴某，64 岁，用了 20 年的降糖药、10 年的胰岛素都停了

患者吴某，男，64 岁，山西人。体重 75 kg，身高 172 cm，BMI 25.4 kg/m^2。

患者 20 多年前因口干、多饮，伴消瘦明显，自测随机血糖高达 20 mmol/L 左右，至汾阳某医院住院治疗后诊断为"2 型糖尿病"，为降低血糖，用了消渴丸、格列本脲等多种西药对症治疗，治疗一段时间后发现血糖控制不佳，改为盐酸二甲双胍片治疗，用了近 10 年，血糖控制仍然不佳，又加入胰岛素治疗。慢慢地，胰岛素使用也由一开始的 7 U，逐渐加到了 20 U。5 年前，又增加了口服阿卡波糖片。20 多年来，患者为了使血糖平稳，不断增加药的种类及用量，结果血糖不但没控制

住，还逐渐出现了并发症——糖尿病眼底病变。除此之外，患者还有 6 年的冠心病病史，放了 2 个支架。所以说，血糖控制不好的话，对患者心脏及其他方面也会带来很大的影响。患者听说广汗法能达到"西药减量，血糖平稳"的理想目标，于 2020 年 6 月 10 日入住了广汗法病房，开始了与以往完全不同的"调血糖"征程。

首先我们看一下患者入院时的情况。

一般情况：精神疲乏，食欲旺盛，睡眠好，眼睛干涩不适（每日使用 3 次滴眼液），偶感胸闷不适，大便偶偏干，小便正常，出汗明显，尤以上身和头部为主。

血糖情况：入院前 2 天的餐前血糖波动在 6.1~17.5 mmol/L，餐后波动在 9.4~16.1 mmol/L。

用药情况：早上盐酸二甲双胍片 1 片、胰岛素 15 U，中午阿卡波糖片 1 片，晚上盐酸二甲双胍片 1 片、胰岛素 11 U。

给予坎坤坎方案。

入院第 5 天：我们看看患者的治疗效果。

一般情况：精神较前好转，食欲下降，睡眠好，眼睛干涩不适明显好转（减少滴眼液使用次数），无胸闷不适，大便尚可，日 1 次，小便正常，全身有温热感，出汗减少，仍以上身和头部为主。体重 74 kg。血糖情况：后 3 天空腹血糖波动在 5.3~10.7 mmol/L，餐后血糖波动在 5.9~13.7 mmol/L，开始出现下降趋势。用药情况：停用盐酸二甲双胍片，早上胰岛素减为 10 U，中午阿卡波糖片 1 片，晚上胰岛素减为 10 U。

入院第 7 天：停用中午的阿卡波糖片。

入院第 12 天：我们再来看看患者的情况。

一般情况：精神佳，食欲明显下降，睡眠好，眼睛干涩不适消失，停止使用滴眼液，无胸闷不适，大便可，日 2 次，小便正常，全身温热，出汗较前明显减少，仍以上身和头部为主。体重 72 kg。血糖情况：后 3 天内餐前血糖保持在 4.9~8.4 mmol/L，餐后血糖波动在 6.6~12.7 mmol/L，明显下降。用药情况：调整为早上胰岛素 5 U，晚上胰岛素 5 U。

入院第 13 天：患者空腹血糖为 4.9 mmol/L，三餐后血糖均不超过 11.1 mmol/L，停用胰岛素。

入院第 14 天：空腹血糖波动在 6.5~8.9 mmol/L，餐后血糖波动在 9~9.4 mmol/L。

经过 2 周的治疗，患者精神佳，食欲下降，睡眠好，眼睛干涩不适完全消失，无胸闷不适，大小便正常，全身温热，出汗不再多，所有入院时的症状都有了明确好转，体重也减轻了3 kg。

广汗法纯中医治疗帮患者减去了使用20多年的降糖药和10年的胰岛素。

按：广汗法纯中医病房在减停胰岛素和降糖药的时候，是有规律的，不可盲目跟从，读者在看书后不可自行减停降糖药、胰岛素，需接受广汗法纯中医病房系统治疗的时候才能根据情况减停胰岛素、降糖药。

扫码获取
☆微课视频
☆科普课程
☆健康饮食

第二节
科学减停降糖药

验案 11 刘某，14 岁，7 天停药，血糖平稳，挑食、怕冷、脚凉改善

患者刘某，男，14 岁，山西人。因"血糖升高两月余"于 2020 年 12 月 1 号以"2 型糖尿病"收住广汗法病房。

患者两月前无明显诱因出现血糖升高，空腹血糖最高 11.1 mmol/L，于当地门诊诊断为"2 型糖尿病"，予以口服盐酸二甲双胍缓释片，3 次 / 日，2 片 / 次，血糖维持在 6~17 mmol/L，控制不理想。近 1 个月患者无明显诱因出现大便干燥，食欲差，为求进一步治疗收住入院。目前存在以下问题：①便秘，1~2 天一次，便质较干；②挑食；③怕冷，脚凉；④夜尿 1~2 次；⑤空腹及餐后血糖升高。根据患者病情给予金匮肾气丸、四逆汤、当归芍药散。同时结合督灸、电针等治疗。表 2–3 是患者住院期间血糖、一般症状及用药的变化。

表 2-3　刘某住院期间血糖、一般症状及用药的变化情况

（血糖单位：mmol/L）

时　间	空腹	早餐后	午餐前	午餐后	晚餐前	晚餐后	睡前	大便	夜尿	减西药情况
第1天	6.6	12.2	7.2	5.6	6.6	16.6	—	0次	2次	未减西药
第2天	4.9	10.3	5.6	7.3	6.1	7.9	—	1次，略干	2次	—
第3天	6.2	10.3	6.9	5.5	6.1	11.9	—	2次，成形	1次	—
第4天	7.3	8.7	6.5	6.7	5.6	11	—	2次，略稀	1次	—
第5天	6	—	5.1	8	12.6	9.1	—	2次，略稀	0次	—
第6天	7.2	—	8.4	6.9	—	11	—	2次，略稀	0次	—
第7天	6.3	13.5	6.5	7.4	5.8	6.4	5.3	3次，略稀	0次	减掉中午的西药
第8天	6.5	9.7	3.9（有低血糖反应）	8.4	5	7.3	5.7	2次，略稀	0次	减掉所有西药
第9天	6.3	7.7	6.6	8.5	7.9	5.7	5.1	2次，略稀	0次	
第10天	5.7	6.2	4.5	8.7	5.8	6.6	—	2次，略稀	0次	
第11天	6.4	5.3	5.2	8	5.5	8.2	—	1次，成形	0次	
第12天	5.1	7.1	5.6	6.9	5.7	8.7	—	2次，成形	0次	

从以上表格当中我们可以很直观地看到，经过11天的广汗法纯中医治疗，患者停掉西药后血糖越来越平稳，未出现一天内血糖忽高忽低的情况。让患者妈妈欣喜的是，除血糖情况变好外，患者挑食症状消失，怕冷、脚凉等整体情况也得到改善。

按： 患者年纪小，病史不长，也许根据古今"五驾马车"治疗血糖可以控制得很好，但是患者有其他不适——挑食、怕冷、脚凉，这是西医解决不了的。如果西医治疗，患者从现在开始一直使用药物治疗，直至终老，对于一个14岁的孩子来说是无法接受的，经过11天的广汗法纯中医治疗，停掉了西药，大大提高了孩子的生活质量。

验案12　杨某，35岁，入院即停3种降糖西药

患者杨某，男，35岁，山西人。两年前体检发现血糖高，于某市中心医院诊断为"2型糖尿病"，口服盐酸二甲双胍片、阿卡波糖片、瑞格列奈，血糖控制效果不佳：空腹9~10 mmol/L，餐后12~14 mmol/L。

入院第1天：精神、睡眠可，食欲旺盛，

知识要点

"中医治人，人治病。"中医治疗糖尿病不仅能把血糖控制好，而且患者身体状况好。

口干，大便2次/日，偏稀，小便正常。腹部及下肢凉，额头、前胸、后背及手脚心汗多。身高180 cm，体重93kg，BMI 28.7 kg/m²，肥胖。OGTT：空腹血糖测定8.64 mmol/L，餐后1小时血糖21.68 mmol/L，餐后2小时血糖18.92 mmol/L，餐后3小时血糖13.81 mmol/L。糖化血红蛋白8.1%，血清总胆固醇6.21 mmol/L（正常值：2.85~5.7 mmol/L），血清甘油三酯17.1 mmol/L（正常值：0.58~1.7 mmol/L），血清高密度脂蛋白胆固醇1.02 mmol/L（正常值：0.95~1.55 mmol/L），血清低密度脂蛋白胆固醇测定2.08 mmol/L（正常值：2.07~3.12 mmol/L）。入院后停用所有降糖西药，治以真武汤加炒白术12 g、干姜18 g，日4次服药，2剂起，渐加量，每日增服0.5剂，早、中、晚饭前及睡前服，并配合磨谷法生活处方。

入院第9天：体重由93 kg减为89 kg，血糖降为空腹7.4 mmol/L，午餐后7.4 mmol/L，晚餐后9.5 mmol/L，腹部凉，调整方案为理中汤加黄连，另外单开干姜15 g，日4次服药，2剂起，渐加量，每日增服0.5剂，早、中、晚饭前及睡前服。

入院第11天出院，体重降为87kg，血

糖变平稳，复查血脂四项：血清总胆固醇 5.78 mmol/L（入院 6.21 mmol/L），血清甘油三酯 2.80 mmol/L（入院 17.1 mmol/L），血清高密度脂蛋白胆固醇 1.16 mmol/L（入院 1.02 mmol/L），血清低密度脂蛋白胆固醇 3.53 mmol/L（入院 2.08 mmol/L）。

出院后 1 个月随访，体重维持在 86 kg，餐后血糖控制在 8~9 mmol/L，晨起空腹血糖 6~7 mmol/L。

按：此患者在口服 3 种降糖药的情况下，血糖还是控制不好，食欲旺盛，西药无法解决患者食欲旺盛的症状，给予广汗法纯中医治疗后，患者食欲旺盛明显好转，食欲可控，多食得到解决，这就是广汗法治疗糖尿病的"磨"理论，减少谷物的入量，提高脾胃的运化功能，增加出量。最终恢复患者自身代谢能力，血糖维持平稳。

验案 13　徐某，41 岁，住院 1 天，血糖达标，平稳比高低更重要

患者徐某，男性，41 岁，陕西人。因"血糖升高 5 年余"于 2020 年 12 月 11 日以"2 型糖尿病"收住广汗法病房。

患者 5 年前无明显诱因出现血糖升高，空腹血糖最高 10 mmol/L，于某院门诊诊断为"2 型糖尿病"，予以口服盐酸二甲双胍片缓释片、阿卡波糖片，服用半年后空腹血糖波动在 6~7 mmol/L，予以停药，此后于当地医院行刮痧等中医保守治疗，血糖控制尚可。1 年前体检发现空腹血糖 12 mmol/L，于该院门诊治疗，间断口服盐酸二甲双胍缓释片、达格列净片半年，血糖控制在 8 mmol/L 左右，近日来患者无明显诱因出现口干、双下肢困乏、易疲劳等不适，为进一步治疗收住入院，目前存在以下问题：①食欲旺盛，口唇干；②平素少汗，额头易出冷汗；③肩背部酸困，双下肢困乏，易疲劳；④空腹及餐后血糖高。依据患者病情给予坎坤坎 1、3、6 号方进行口服治疗，同时结合督灸、药泥、穴位贴敷、针灸等中医外治法共同治疗。患者住院期间的情况变化见表 2-4、图 2-2、图 2-3。

表2-4 徐某住院期间血糖及体重变化情况

（血糖单位 mmol/L，体重单位 kg，BMI 单位 kg/m²）

时间	空腹	早餐后	午餐前	午餐后	晚餐前	晚餐后	睡前	体重	BMI	PPGE	LAGE
第1天	9.6	15.7	14.2	13.6	10.6	14.4	—	77	27	3.5	6.1
第2天	11.3	10.3	8.5	7.7	8.2	10.4	7.7	77	27	1.3	3.6
第3天	9.9	7.7	7.8	6.7	8.6	9.5	9.6	76	26.6	1.4	3.2
第4天	6.7	7.8	9.8	8.6	8.2	9.6	7.7	75	26.3	1.23	3.1
第5天	8.1	9.1	8.8	7.5	8.3	8.8	8.7	74	25.9	0.93	1.6
第6天	8	10.1	9.1	8.1	6.7	9.4	8.1	74	25.9	1.93	3.4
第7天	8.3	7.6	7.2	9.1	7.8	9	8.1	74	25.9	1.26	1.9
第8天	8.9	8.1	7.8	7.7	7.5	8.7	7.4	73	25.6	0.7	1.4
第9天	8.9	9.3	8.2	9.1	6.9	9	7.8	73	25.6	1.13	2.4
第10天	8.7	8.9	8.7	8.5	7.3	9.3	7.5	73	25.6	0.8	2

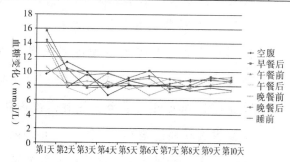

图2-2 徐某住院期间血糖变化情况

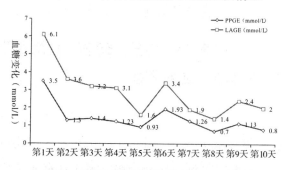

图2-3 徐某住院期间血糖波动情况

经过10天的广汗法纯中医治疗，患者食欲可控，口唇干基本消失，自觉身体较前温热；肩背部酸困及双下肢困乏消失，精神正常；同时体重下降4kg，血糖由最初的9.6~15.7 mmol/L，稳定在6.9~9.3 mmol/L，PPGE和LAGE都稳定在正常范围内，患者满意出院。需要特别指出的是，患者入院1天后，血糖平稳指标就已达标，之后住院时间内平稳指标全部达标。

按：2017年8月23日中华医学会第16次全国内分泌学术年会发布的《糖尿病患者血糖波动管理专家共识》明确指出：血糖平稳比高低更重要！衡量血糖平稳与否的指标为PPGE和LAGE，理想状态为LAGE<4.4 mmol/L，PPGE<2.2 mmol/L。截至出院时，该患者全天7次血糖波动幅度很小，LAGE在2 mmol/L左右，PPGE在1 mmol/L左右。出院后还需要继续治疗，使血糖在平稳的前提下继续下降至适当水平。

验案14 尚某，58岁，住院当天停服降糖药，血糖平稳

尚某，男，58岁，陕西延安人。患2型糖尿病8年余，平素口服盐酸二甲双胍片控制血糖，未规律监测血糖，既往有高血压病病史。

患者通过网络视频知道了广汗法病房治疗糖尿病，遂前来就诊。

患者于 2021 年 9 月 1 日入院，当时存在的问题：①腹部凉；②双足夜间有灼热感；③大便稀，排便不畅；④出汗多；⑤小便泡沫多。入院辅助检查：糖化血红蛋白 9.1 %。OGTT：空腹 7.62 mmol/L，服糖后 1 小时 16.54 mmol/L，服糖后 2 小时 15.37 mmol/L，服糖后 3 小时 11.58 mmol/L。BMI 20.8 kg/m²。

入院第 1 天：结合患者情况给予坎坤坎 1+9+30、甘草泻心汤治疗，饭前先服甘草泻心汤再服坎坤坎，观察患者腹部凉、大便稀情况，并严格按照广汗代谢饮食法、"热而无汗"运动，告知患者停用口服降糖药。

入院第 7 天：患者腹部较前温热，双足灼热感消失，小便泡沫减少，血糖比较平稳。患者大便稀好转，但仍排便不畅，调整治疗方案为坎坤坎 1+9+30+ 生地黄 50 g、甘草泻心汤，观察大便情况。

入院第 9 天：由于患者检测出患肺结核可能，需要出院去专科医院进一步检查诊治，办理出院。

患者住院时间短，并且因为肺结核的情况

很烦躁，不能配合治疗，但是治疗效果很好，自己也很满意。患者入院时的 5 个问题出院时均有好转：腹部较前温热；双足灼热感消失；大便正常，排便顺畅；出汗减少；排尿时无泡沫。出院后 1 个月随访，患者血糖仍旧平稳，未再口服降糖药，疗效确切。

按：在治疗糖尿病时，重点是抓住患者的主观症状，四诊合参，辨证论治，使患者的诸多不适得到好转，血糖日趋平稳，降糖药物逐步减停。

验案 15　杨某，51 岁，提高基础体温、基础代谢率非常重要

患者杨某，男性，51 岁。陕西人。因"血糖升高 1 年余"于 2020 年 12 月 20 日以"2 型糖尿病"收住广汗法病房。

患者 1 年前无明显诱因出现血糖升高，空腹血糖最高 9 mmol/L，口服阿卡波糖片 3 片 / 日，血糖控制不详，目前存在以下问题：①睡眠差，3 ~ 4 点易醒；②平素少汗，头背部易出汗；③长期游泳导致舌体胖大，苔白厚水滑；④小便黄。依据患者病情给予饭前二仙汤、坎坤坎 1+3+6，饭后五苓散，同时结合中医外治

法共同治疗，并对其进行健康教育，给予生活处方，要求其改游泳为"陆地游泳"，同时嘱咐其尽可能长时间保持全身"热而无汗"的状态，以提高基础代谢率。

表2-5是住院期间患者血糖及基础体温变化情况。

表2-5 杨某住院期间血糖及基础体温变化情况

（血糖单位 mmol/L，体温单位℃）

时 间	空腹	早餐后	午餐前	午餐后	晚餐前	晚餐后	基础体温	PPGE	LAGE
第1天	6	—	16.3	7.2	8.1	10.2	35.6	5.6	10.3
第2天	8.1	6.9	5.3	12.1	7.1	7.3	35.6	2.7	6.8
第3天	7.4	5.9	6.7	8.1	6.9	6.8	35.7	1	2.2
第4天	6.1	5.8	6.8	—	5.4	8.3	35.8	1.6	2.9
第5天	5.9	6.7	6.2	6.4	—	6	35.8	0.5	0.8
第6天	5.9	5.8	5.8	5.9	5.7	8.7	36	1.1	3
第7天	7.1	5.9	6.1	8.7	5.3	8.4	36	2.3	3.4
第8天	7	6.5	6.3	5.7	5.3	7.4	35.9	1.1	2.1
第9天	6	8.2	6.7	6.9	5.2	5.6	36	0.9	3
第10天	5.6	6.4	5.6	6.4	5.6	5.6	36	0.5	0.8
第11天	5.7	5.6	6.3	6.8	5.4	8.7	36.1	1.3	3.3

入院第 2 天：开始进行中医外治法治疗，患者当晚即感睡眠明显好转，自述从 22 点开始睡，一觉睡到早上 6 点才醒。

入院第 4 天：开始停用全部降糖药，次日血糖依旧平稳在 5.9~6.7 mmol/L，并在随后几天中，血糖一直保持较平稳的状态，患者非常满意，于 12 月 30 日办理出院。

按： 经过 11 天的中医综合治疗，患者睡眠恢复正常，汗出可控，全身温热明显，基础体温由最初的 35.6 ℃升高至 36.1 ℃左右，舌体胖大、苔白厚水滑明显减轻，小便颜色恢复正常。从本质上看，2 型糖尿病是基础代谢率下降所引起的代谢类疾病，通过 11 天的系统治疗，随着基础体温的缓慢提高，机体基础代谢率得到改善，血糖得以迅速下降并维持在正常水平，因而关注基础体温，提高基础体温和基础代谢率对于糖尿病患者非常重要！

验案 16 侯某，57 岁，"近水楼台先得月"

患者侯某，女，57 岁，山西人。主因"发现血糖升高 4 个月"于 2019 年 9 月 2 日以

"2型糖尿病"收治入院。患者4个月前自测空腹血糖达13 mmol/L，未予治疗，后多次监测血糖均大于12 mmol/L，两个月前复测血糖仍偏高，口服盐酸二甲双胍片（具体剂量不详）治疗，控制尚可。自行通过广汗损谷饮食法控制血糖，体重减轻约5 kg，空腹血糖（10 mmol/L）及餐后血糖（12~14 mmol/L）都较高。刻下症：无明显不适主诉，舌淡。结合患者情况给予二仙汤、真武汤治疗，并严格按照广汗损谷饮食法、"热而无汗"运动等实践。入院辅助检查OGTT：空腹血糖6.42 mmol/L，服糖后1小时8.23 mmol/L，服糖后2小时14.77 mmol/L，服糖后3小时13.11 mmol/L。

　　入院第7天：患者精神可，食欲可控，大小便正常。患者血糖：餐前控制在6~8 mmol/L，餐后2小时控制在8~10 mmol/L。患者自述：昨日晚餐吃了1个2两左右的馒头，测得血糖10.2 mmol/L，入院前如果吃这个的话，血糖一般会在15 mmol/L左右。

　　入院第15天：患者精神好，食欲可控，大便正常，排便顺畅。空腹及餐前血糖在5~8 mmol/L，餐后血糖较平稳7~9 mmol/L。患者对疗效满意，办理出院。

按：此患者是我们科一名护士的母亲，因我们纯中医病房治疗2型糖尿病效果确切，所以前来住院治疗。患者住院期间，血糖平稳，停掉口服降糖药。通过纯中医病房的治疗，已经有越来越多的2型糖尿病患者摆脱了终身服药的困扰。广汗法纯中医病房治疗2型糖尿病疗效确切，得到了团队所有人的肯定，造福了周围的患者。

验案 17　张某，63 岁，停降糖药，体重增加，血糖正常

张某，女，63岁，山西人。发现血糖异常3年，平素口服盐酸二甲双胍片、阿卡波糖片控制血糖，饮食控制，血糖仍不达标。

患者于2021年6月11日入院，入院时的问题：①感觉体内火烧样，不出汗；②大便2天1次，偏干，有时排不出来，需要灌肠；③ BMI 18.43 kg/m^2，属于消瘦类型；④餐后2小时血糖9.8 mmol/L，最高12 mmol/L；⑤左侧偏头痛。

入院第1天：患者大便干，不出汗，皮肤干燥，给予增液汤（麦冬30 g、玄参30 g、生

地黄 30 g）治疗，饭前服，保持大便每天至少1 次，不干。患者感觉体内火烧样，给予白虎汤（石膏 16 g、知母 6 g、甘草 2 g、生山药 2 g、北沙参 3 g），1.5 剂 / 日，饭后服。嘱其停用所有降糖药。

入院第 6 天：患者精神佳，食欲可，大便 1 次，不干，小便发黄，自诉小便时有灼热感，体内火烧感减轻。目前血糖比较平稳，餐后血糖维持在 7 mmol/L 左右。患者消瘦，给予芍药甘草汤（赤芍、白芍、生甘草、炙甘草各 15 g）口服，1 剂 / 日，观察体重变化。患者下午左侧偏头痛，大便干，给予小柴胡加芒硝汤（柴胡 18 g，黄芩、沙参、甘草、生姜各 6 g，半夏、大枣各 5 g，芒硝 12 g）口服，观察疼痛变化，同时减增液汤剂量，之前3 剂 / 日，白虎汤继续。特别嘱其正常饮食，每顿饭摄入 2 两碳水化合物。

入院第 8 天：精神佳，食欲可，大便 2 次，顺畅，小便发黄，自诉小便时灼热感减轻，上火减轻。体重增加 1kg，餐后血糖依旧平稳。患者下午头疼，服药方法改变，饭前增液汤2 剂 / 日，芍药甘草汤 2 剂 / 日，下午频服白虎汤加沙参，每日下午服小柴胡加芒硝汤 1 剂。

入院第 10 天：精神佳，食欲可，大便 1 次，顺畅，小便发黄，自诉小便时灼热感减轻，体内热明显好转。患者停用所有降糖药，体重增加 1 kg，下午头疼减，餐后血糖依旧平稳。

出院 4 个月后，再次随访，患者感慨："一切恢复正常，正常饮食，血糖正常，和之前没得病时一样，我的糖尿病彻底治愈了。"

按：这是一名消瘦的患者，血糖高的原因是体内火旺，血容量不足导致的血糖浓度高，在临床上比较少见。给予增水行舟、清解阳明热后，大便干、小便热痛、皮肤干、体内热、下午疼痛、餐后血糖高均治愈，而且患者终于可以正常饮食，体重也增加了，不必再担心血糖问题了！

验案 18　薛某，67 岁，无意中得到的消息帮他停了降糖药

患者薛某，男，67 岁，河北人。其老伴在我科治疗皮肤问题，效果很好，得知我们纯中医病房擅长治疗 2 型糖尿病，其本人也要求治疗。患者体重 71 kg，BMI 22.4 kg/m^2。食欲旺，上半身出汗多。平素口服瑞格列奈片、盐酸二甲双胍片控制血糖，未规律监测血糖。

2020 年 9 月 7 日办理入院。

入院辅助检查：糖化血红蛋白 6.3 %。OGTT：空腹血糖 5.33 mmol/L，服糖后 1 小时 12.56 mmol/L，服糖后 2 小时 9.99 mmol/L，服糖后 3 小时 9.82 mmol/L。C 肽：空腹 C 肽 1.68 ng/L，餐后 1 小时 3.94 ng/L，餐后 2 小时 4.52 ng/L，餐后 3 小时 4.81 ng/L。结合患者情况给予黄连汤、大承气汤治疗，并严格按照广汗损谷饮食法、"热而无汗"运动。

入院第 3 日：食欲减，出汗减少。停用盐酸二甲双胍片，血糖平稳。

入院第 9 天：停用所有西药，血糖控制良好。睡眠好，精神佳，食欲可控，全身温热无汗。

入院第 17 天：患者病情平稳，出院。

出院后第 14 天随访：患者血糖更加平稳，餐前都在 7 mmol/L 以下，餐后在 7~9 mmol/L。

按：纯中医病房治疗 2 型糖尿病，方法成熟、疗效确切，正在影响周围的患者，也希望更多的人知道并了解这种成熟的治疗方法，造福更多的人。患者住院期间，停用两种降糖药物，血糖依旧平稳，在理想范围内。

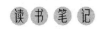
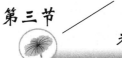

第三节 未用药的要好治

验案 19　孟某，43 岁，外瘦内胖，年龄越小越好治

孟某，女，43 岁，山西人。主因"2 型糖尿病"于 2019 年 9 月 9 日入院。患者 1 周前于某医院体检发现血糖升高，空腹血糖达 14.28 mmol/L，被诊断为"2 型糖尿病"，未予治疗。刻下：食欲旺盛，上身出汗较多，手脚心汗多，大便偏干，1 次 / 日，舌苔白腻。身高 158cm，体重 45.5kg，BMI 18.2 kg/m^2，偏瘦。

腹部超声：脂肪肝、子宫多发肌瘤。OGTT：空腹葡萄糖 10.68 mmol/L，服糖后 2 小时葡萄糖 24.13mmol/L。糖化血红蛋白 11.7%，果糖胺 399.9 μmol/L，血清总胆固醇 6.49 mmol/L，血清甘油三酯 2.76 mmol/L，钾 3.34 mmol/L，$β_2$ 微球蛋白 2.04 mg/L，肌酐

42.5 μmol/L，尿糖（+++）。

诊断：2 型糖尿病，高脂血症，脂肪肝，子宫多发肌瘤。

患者舌苔白腻，手脚心汗多，给予磨谷法生活处方及平胃散合二仙汤治疗，具体方药如下：苍术、厚朴、甘草各 6 g，陈皮 12 g，仙茅 12 g，淫羊藿 15 g，知母 6 g，黄柏 12 g，巴戟天 6 g，当归 9 g。2 剂起，渐加量，每日增服 0.5 剂，早、中、晚饭前及睡前服。

入院第 11 天：体重不变（患者很瘦），服药后舌苔白腻减，手脚心汗出减，患者上火（眼睛涩痒、充血），空腹血糖降为 8.5 mmol/L，午餐后 6.5 mmol/L，晚餐后 7.7 mmol/L。继续给予磨谷法生活处方及平胃散合二仙汤，早、中、晚饭前及睡前服；考虑患者出现上火症状，加用小柴胡汤去大枣治疗，具体方药如下：沙参 18 g，姜半夏 15 g，甘草 18 g，黄芩 18 g，生姜 18 g，2 剂 / 日，早、中、晚饭前及睡前服。

9 月 21 日出院，体重未减轻；血糖平稳，空腹 5.7 mmol/L，午餐后 6.4 mmol/L，晚餐后 6.7 mmol/L。患者血糖控制平稳，空腹 7~8 mmol/L，餐后 8~10 mmol/L。

住院期间患者血糖变化情况如表 2-6 所示。

表 2-6 孟某住院期间血糖变化情况

（单位：mmol/L）

时 间	早餐前	早餐后	午餐前	午餐后	晚餐前	晚餐后	睡前
第 2 天	—	—	13.2	11.4	10.3	12.9	15.1
第 3 天	11.3	14	11.7	16.7	12.3	12.2	13.4
第 4 天	11.4	14.9	—	12.3	10.4	12.2	11.4
第 5 天	10.4	12.2	7.9	11.2	9	9.7	9.5
第 6 天	7.8	12	7.8	10.3	9.2	12.3	10.3
第 7 天	10.5	9.9	8.4	6.9	6.9	9.3	9.3
第 8 天	9.5	8.7	8.2	10	7.3	9.6	9
第 9 天	8.4	11.4	8.7	6.9	7.8	10.7	10.5
第 10 天	7.8	8.4	6	12.4	4.5	8	8.7
第 11 天	8.5	8.3	6.9	6.5	6.5	7.7	6.9
第 12 天	7	8.5	6.3	6.4	6.7	7.3	6.7

注：表格中未显示入院第 1 天和出院当天的血糖。

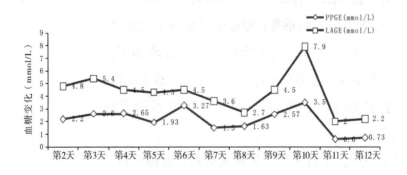

图 2-4 孟某住院期间血糖波动情况

孟某住院期间餐后 PPGE 和 LAGE 如图 2-4 所示。经过治疗，孟某 PPGE 和 LAGE 均有所改善。

按：这位患者在刚发现 2 型糖尿病时，第一时间找到了我们，早期发现，早期干预，早期治疗，效果显著。特别要说明的一点是，2 型糖尿病要早发现，早治疗，不可讳疾忌医，耽误病情。

验案 20　王某，43 岁，干姜另开，将息"腹中温"为度

患者王某，男，43 岁，北京人。11 年前无明显诱因出现口干，多饮，多尿，当地医院诊断为"2 型糖尿病"，口服盐酸二甲双胍片控制血糖，后自行停药，口服中药（患者本人开方）控制血糖，血糖控制不佳：空腹 9~10 mmol/L，餐后 10~12 mmol/L。3 年前无明显诱因出现双下肢红色斑丘疹，于北京市某医院诊断为"寻常型银屑病"，给予外用药物治疗，药名不详，皮损逐渐消退。2018 年 4 月患者全身皮损增多，就诊于北京某医院，给予口服中药清热解毒，服药后大便稀，次数增多，患者不耐受，半年后停药。

2019 年 2 月 25 日入住广汗法纯中医病房。刻下：精神、睡眠可，食欲强，唇干，大便 3 次 / 日，稀，小便正常。腹部及下肢凉，额头、

前胸、后背及手脚心出汗多。舌根腻，舌尖红。体重 93 kg，晨起空腹血糖 9.3 mmol/L。

给予连理汤治疗，另外单开干姜 15g，1 剂 / 日起，渐加量，每日增服 0.5 剂，早、中、晚饭前及睡前服。

入院第 4 天：大便 2 次，成形，排便顺畅，腹部较前温。仍汗多，食欲强，舌尖红减。调整治疗方案。

入院第 9 天：大便 4 次，偏稀，食欲减 1/3，睡眠好，全身微汗，腹部微热，脚心出汗减少。药物加量，体重 87.5 kg，晨起空腹血糖 8.5 mmol/L。

入院第 11 天：大便正常，不干不稀，舌苔黄，舌尖红，舌下淡，夜间睡眠好，全身出汗较前减少，运动后背部出汗多。晨起空腹血糖 6.8 mmol/L。

入院第 15 天：嘴唇干，口不渴，饮水少，小便少，色黄，体重 86.5 kg。患者病情好转，办理出院，出院后继续目前治疗方案，保持大便不干不稀，腹部温热。

出院 1 周后回访：大便 5 次，水样便，停药，继续观察大便情况。

出院后 2 周回访：停药后大便正常。

出院后 3 周回访：精神可，食欲小、可控，体重 83 kg。血糖：晨起空腹 7 mmol/L 左右，晚餐前 6 mmol/L 以下，餐后 2 小时 8~9 mmol/L。

按：此患者的主要问题为肚子大，肚子凉。在前面我们也介绍了内脏脂肪超标是糖尿病的重要影响因素，肚子大、腹围超标是内脏脂肪超标的外在表现；肚子凉，可以说是局部体温低，体温和代谢有密切关系，肚子凉导致代谢慢，代谢慢导致脂肪堆积，慢慢地导致肚子大，内脏脂肪超标，影响胰岛素敏感性，导致血糖升高。治疗上，一定要抓住主要问题、根本问题——肚子凉，给予干姜加量服用，直至"腹中温"。患者腹中温热之后，整个血糖的情况就比较平稳了。

验案21 王某，53岁，"关注人的整体，而不是往下压指标"

患者王某，女，53岁，宁夏人。7 个月前，患者由于饮食不节，忽然发现血糖升高，随机血糖高达 22 mmol/L，诊断为"2 型糖尿病"，当地大夫用胰岛素泵联合口服药物治疗，患者对于西药的治疗比较排斥，想找一个方法调理整个身体，让血糖恢复正常。偶然机会，她了解到了广汗法纯中医病房，于 2020 年 8 月 25 日入院治疗。

入院前空腹血糖最高 13 mmol/L，餐后血糖最高 13.1mmol/L，空腹及餐后血糖都偏高，食欲旺盛，精神疲乏。治以百合茯苓方，服药后关注患者食欲变化，并给予生活处方指导。

入院 1 周后：患者空腹血糖波动在 5.8~9.7 mmol/L，餐后血糖波动在 5.8~10.5 mmol/L，餐后血糖已经恢复正常，食欲可控，精神佳。患者描述：以前看到美食就走不动了，现在面对美食的诱惑也能处之泰然。出汗较之前增多，怕热明显，尤其是头上觉得热，大便量少。调整方案为百合茯苓方、大承气汤、连理汤、柴胡加龙骨牡蛎汤。

入院 2 周后：空腹血糖波动在 4.7~8.4 mmol/L，餐后血糖波动在 6.2~11.8 mmol/L，从血糖记录单来看，除了偶有一次没管住嘴导致血糖明显升高以外，整体来说餐后血糖平稳，空腹血糖也得到了明显改善。同时，出汗减少，怕热也不存在了，大便每天 2~3 次。

出院前 2 天：患者空腹血糖波动在 4.7~6.9 mmol/L，餐后血糖波动在 6~8.5 mmol/L，血糖水平明显改善，身体其他不适也得到了改善。

　　按：患者描述说"没有一个医院能像你们这样治疗的，关注人的整体，而不是看见什么指标升高就往下压"。这就是广汗法纯中医治疗疾病的理念——关注整体，整体得到改善，疾病自然就好了，概括起来说就是："中医治人，人治病。"糖尿病也不例外，不能围绕着血糖治疗，这样解决不了糖尿病问题，一定要因人制宜，辨证论治解决患者的问题，血糖自然而然恢复正常。

验案 22　赵某，54 岁，基础体温升高 0.5℃，入院后问题全部解决

　　患者赵某，女，54 岁，陕西人。平素饮食加运动控制血糖，近 3 个月血糖控制不佳，空腹及餐后血糖较高。患者体重 55 kg，BMI 21.5 kg/m^2。2020 年 10 月 14 日入住广汗法纯中医病房接受治疗。入院时存在问题：①食欲强；②出汗多；③睡眠差；④大便偏干；⑤平素怕冷。入院辅助检查：糖化血红蛋白 7.7%。OGTT：空腹葡萄糖 9.42mmol/L，服糖后 1 小时 14.23 mmol/L，服糖后 2 小时 19.77 mmol/L，服糖后 3 小时 19.11 mmol/L。

基础体温：36℃。

结合患者情况给予坎坤坎方案，2剂/日，保持大便软，不干；金匮肾气方，1剂/日，早、午饭前服；小青龙汤，早饭后0.5剂。并严格按照广汗损谷饮食法、"热而无汗"运动。

入院第8天：患者食欲可控，容易出现饱腹感，排便顺畅，出汗减少，睡眠改善。仍感怕冷，基础体温未升高。调整治疗方案，改服用坎坤坎加干姜24 g，金匮肾气方、小青龙汤继续服用。

入院第15天：患者怕冷减轻，睡眠佳，基础体温升高至36.5℃。餐前及餐后血糖较平稳，为6~8 mmol/L，空腹血糖维持在7~10 mmol/L，调整治疗方案，停用小青龙汤，加柴胡桂枝干姜汤治疗。

连续监测3天空腹血糖，血糖较前平稳，2020年10月30日患者出院。患者住院期间，入院时的5项问题均得到解决。

按：基础体温调节与中医"气"的温煦作用密切相关，"气主煦之"，说明气是人体热量的来源，人的基础体温是靠气的温煦作用来维持恒定的，而这种以温煦作用为主的气，是阳气的一部分。

研究发现，阳虚体质体温平均水平低于正常，而阴虚体质体温平均水平高于正常。阳虚者的能量代谢及蛋白质分解代谢比正常人为低，而阴虚火旺者的能量代谢与蛋白质的分解代谢比正常人高。由此可以看出，基础体温低者，基础代谢率也低，能量储存偏多，易导致肥胖。那么，通过提高基础体温，可以增加机体基础代谢率，促进能量消耗，从而增加机体能量代谢，达到降脂减肥的目的。

因而我们认为，通过中医药治疗，可以激发患者全身的阳气，调节阴阳平衡，从而达到调节能量代谢，提高基础体温，加速体脂分解的作用。

验案 23　乔某，55 岁，血糖、血压一起降

患者乔某，女，55 岁，山西人。两年前无明显原因血糖升高，就诊于某市人民医院，被诊断为"2 型糖尿病"，未经治疗，平日以饮食控制血糖。近两个月因家中有事劳累，血糖控制不理想，随后血压升高。

患者于 2020 年 1 月 3 日入住广汗法纯中医病房。刻下症：晨起口干、口苦，躯干怕

冷，四肢末端偶有麻木，精神一般，睡眠可，食欲旺盛，大便 2 次 / 日，偏稀，小便正常，不容易出汗，舌苔白，舌质暗。入院时测得血压 167/108 mmHg，体重 55 kg，身高 160 cm，BMI 21.48 kg/m^2。

入院检查：空腹血糖 8.67 mmol/L，糖化血红蛋白 7.84%，血清甘油三酯 2.54 mmol/L，血清总胆固醇 7.41 mmol/L，血清低密度脂蛋白 3.22 mmol/L。

治以坎坤坎方案口服，2 剂 / 日，结合纯中医外治，以及"若谷"饮食、"热而无汗"运动、随日睡眠等。患者不相信中医能治疗糖尿病，所以配合度很差，入院第 1 天患者并未按照医嘱服药，也未践行生活处方，只监测到空腹血糖 8.67 mmol/L，早餐后血糖 13.8 mmol/L，午餐前血糖 11.5 mmol/L，其余几段血糖未测。

入院第 2 天：纯中医病房管理治疗是治疗当中相当重要的一部分，所以找这位患者进行了解、沟通和解释后，患者决定认真配合 10 天试试看。

入院第 6 天：空腹血糖 10 mmol/L，早餐后血糖 8.1 mmol/L，午餐前血糖 6.7 mmol/L，午餐后血糖 8.4 mmol/L，晚餐前血糖 7.6 mmol/L，

晚餐后血糖 9.7 mmol/L。血压 126/80 mmHg。患者高兴地说，真的降下来了，太神奇啦！

入院第 8 天：患者这两天配合程度很高，空腹血糖 7.3 mmol/L，早餐后血糖 8.3 mmol/L，午餐前血糖 7.1 mmol/L，午餐后血糖 8 mmol/L，晚餐前血糖 7.7 mmol/L，晚餐后血糖 8.9 mmol/L。血压：110/82 mmHg。

入院第 10 天：空腹血糖 6.6 mmol/L，早餐后血糖 7.1 mmol/L，午餐前血糖 7.1 mmol/L，午餐后血糖 6.9 mmol/L，晚餐前血糖 6.3mmol/L，晚餐后血糖 7.5 mmol/L。患者不仅血糖控制得很好，复查血脂回报血清甘油三酯、血清总胆固醇、血清低密度脂蛋白全部恢复正常。患者欣喜出院。出院前高兴地说："年后我还要回来。"

短短 10 天的时间，这位患者从不信任到深信不疑，靠什么？靠的是我们的国粹——中医的疗效，靠的是广汗法纯中医病房全体中医人的耐心引导。

按：此患者血糖、血压高，血脂也超标，属于代谢综合征患者。代谢综合征就像巨大的冰山，高血糖、高血压等就像雪山河面的冰山一角，只有从根本上治疗代谢综合征，才能真正降低心血管并发症，全面控制糖尿病。中医在治疗代谢综合征方面有其长处，广汗法病房抓住患者整体，不单单着眼于血糖、血压、血脂等单个指标，从整体着手治疗，才能起到治疗代谢综合征的目的。

验案 24　张某，71 岁，对于年龄大的患者，治疗的关键在于改变两个基础

患者张某，男，71 岁，陕西人。因"血糖升高 10 年余"于 2020 年 12 月 25 日以"2 型糖尿病"收住广汗法纯中医病房。

患者 10 年前出现血糖升高，空腹血糖最高 11.6 mmol/L，始终通过饮食及运动控制，近期血糖波动较大，控制不理想，故入住我科进一步治疗，目前存在以下问题：①额头、手心及背部易出汗；②食欲一般；③手脚偏凉；④久坐腰酸。BMI 23.3 kg/m^2，基础体温 35.6℃。因患者久坐腰困，手脚偏凉，同时结合患者年龄 71 岁，考虑其肾阳不足、气化不利，故给予饭前二仙汤、金匮肾气丸口服；因患者额头、手心及背部易出汗，BMI 23.3 kg/m^2，考虑内有郁热，故给予坎坤坎 1+3+6 口服，同时结合督灸、药泥灸等多种中医外治法共同

治疗。

表 2-7 是张某住院期间血糖、基础体温及体重的变化情况。

表 2-7 张某住院期间血糖、基础体温及体重的变化情况

（血糖单位 mmol/L，体温单位℃，体重单位 kg）

时　间	空腹	早餐后	午餐前	午餐后	晚餐前	晚餐后	睡前	基础体温	体重	BMI	PPGE	LAGE
第 1 天	—	—	13.6	10.1	—	13.1	13.3	—	63.5	23.3	—	—
第 2 天	10.1	16.3	13.3	11	9	9	9.1	35.6	63.5	23.3	2.83	7.3
第 3 天	8.3	9.3	8.9	10.7	14.6	12	12	35.7	63	22.6	1.8	6.3
第 4 天	9.6	8	7.9	11.7	9.3	12.2	10.4	35.7	63	22.6	2.77	4.3
第 5 天	9.1	8.5	7.3	9	9.3	10.6	10.2	35.6	62	22.2	1.2	3.3
第 6 天	8.2	—	7.8	8.6	9.4	10.4	11	35.7	61.7	22.1	0.9	3.2
第 7 天	8.1	7.8	7.7	8.3	9.1	10.4	10.8	36	61.2	21.9	0.73	3.1
第 8 天	8.3	8.9	—	7.2	7.9	9.6	9.8	35.8	61.2	21.9	1.15	2.6
第 9 天	7.9	7.9	6.9	7.6	8.9	—	9.1	36.3	61	21.87	0.7	2.2
第 10 天	8.3	7.7	6.1	6.8	7.8	8.6	—	36.2	61	21.87	0.7	2.5
第 11 天	6.3	6.3	6.1	7.9	8.3	8.9	—	36.6	61	21.87	1.2	2.8
第 12 天	7.2	—	6.4	8.4	7.9	8.4	8.6	36.2	61.2	21.9	1.25	2.2
第 13 天	7.1	6.3	6.6	7.4	8.4	—	7.6	36.1	61.2	21.9	0.8	2.1
第 14 天	7.5	6.7	5.7	8.6	7.9	8.9	7.2	36.2	61	21.87	1.18	3.2
第 15 天	7.3	6.3	5.8	7.4	8.4	8.4	7.9	36.1	61	21.87	1.03	2.6

通过 15 天的中医综合治疗，患者血糖由 9~16.3 mmol/L 下降并平稳保持在 5.8~8.4 mmol/L，基础体温由 35.6℃升高

至 36.2℃左右，体重由 63.5 kg 下降至 61 kg，BMI 由 23.3 kg/m² 降至 21.87 kg/m²，PPGE 和 LAGE 从入院第 5 天起波动指标便已达标，其中 PPGE 从 2.83 mmol/L 下降至 0.7~1.2 mmol/L，LAGE 从 7.3mmol/L 下降至 2.6 mmol/L 左右。同时，患者表示精神饱满，出汗较前减少，食欲可控，手脚凉较入院减轻，腰酸不适感消失，患者对于治疗效果非常满意。

按：从该患者的血糖波动及病情变化来看，我们总结出以下几点。①年龄较大的患者由于各组织器官的退行性改变，基础代谢率较低，所需治疗时间相对较长，血糖变化相对较慢，但治疗效果是确切的；②随着机体基础体温不断升高，提示基础代谢率不断提高，进而使得机体降糖能力不断改善，从而达到治疗糖尿病的目的。提升基础体温和基础代谢率是老年患者治疗的关键。

验案 25　赵某，78 岁，疗效远远超出住院目标

患者赵某，女，78 岁，山西人。主因"间断口干、多饮 3 年，加重伴头痛 2 月"于 2020 年 10 月 12 日入院治疗，诊断为"2 型糖

尿病"。患者年龄较大，帮助老年人控制血糖应该是比较困难的，但是该患者的治疗过程还是很顺利的。

入院前血糖控制不好，糖化血红蛋白7.3%，空腹血糖波动在 5.8~8.2 mmol/L，餐后血糖波动在 9.1~14.1 mmol/L。

入院时存在问题：①血糖偏高；②口干、口苦明显；③头痛明显；④脚、后背怕冷。给予肾气方、四味健步方治疗。

1 周后：血糖明显下降（空腹血糖波动在 5.6~6.8 mmol/L，餐后血糖波动在 7.5~12.2 mmol/L），口干、口苦减轻，头痛明显改善，脚、后背仍怕冷。

原方案基础上加防己茯苓汤、蒸膝汤。

2 周后：血糖平稳（餐后波动在 7.1~10.3 mmol/L），口干、口苦明显减轻，偶有头痛，脚、后背怕冷明显减轻，之前在被窝里感觉凉，现在能感觉到热热的。

出院时患者说："我这口干、口苦好多年了，能改善成现在这样，很满意。"

本来患者住院的目的是调整血糖，通过广汗法的治疗，以及对她进行饮食上的科学指导，这个目标只用了 1 周就实现了，并且经过短短 2 周的治疗，其他症状也得到了改善，患者对治疗效果非常满意。

按： 治疗上老年患者较年轻患者见效慢，周期长，但是紧紧围绕着两个基础——基础体温、基础代谢率，本着"中医治人，人治病""治病必求于本"的原则，效果也会超乎意料。

☆微课视频
☆科普课程
☆健康饮食

扫码获取

第三章

你自己可以干点啥

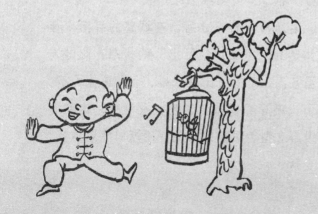

饮食、运动和药物是糖尿病患者控糖的三大"法宝"，很多糖尿病前期患者经过饮食及运动疗法后血糖状况可以得到明显改善，从而减少糖尿病并发症发生的概率。

本章以问答形式展开，论述在糖尿病治疗过程中需要注意的细节，希望大家明白并做到：①饮食勿倍；②微动四极；③学习一些知识备用。广汗法强调饮食上要忌生冷，顺序上要求：汤→蔬菜→牛肉→主食（结构化饮食干预希望一段时间内吃固定的饺子），每餐5~7成饱即可，在三餐的时间和量上也有明确的要求：晚饭尽量在晚上6:00之前解决；运动上要求"长时间，低强度，热而无汗"，如慢跑、快走、爬行运动等；药物方面则对剂量、水量等都做了明确的阐述，对于糖尿病患者的自我管理和治疗大有裨益。希望读者细细品味。

饮食、运动及药物等方面动态调整的目标，都是使人整体达到"微微似欲汗出"的状态，此时人体基础体温最高，基础代谢最旺盛，会加速体内痰、火、湿、食、瘀等邪的转化、吸收及清除，达到有效治疗和缓解2型糖尿病的目的，逐渐向健康靠拢，恢复正常生活。

第一节

饮食勿倍

治疗糖尿病的关键——基础代谢率

基础代谢率是治疗糖尿病的关键，虽然饮食和运动是 2 型糖尿病治疗过程中治标的方法，不直接治本，但基础代谢率和饮食与运动有很大的相关性。于是饮食和运动便成为治疗过程中不可忽视的部分。同时，基础代谢率的监测，还能为饮食和运动的随时调整提供正确的方向。

饮食随时调

治疗的方向、力度不是一成不变的，于是在基础代谢率的指引下，治疗的各个阶段要辅以不同作用的饮食方案。

疾病的治疗分三个阶段，分别是纠偏、复正、持中。对 2 型糖尿病患者饮食要求也相应地大致分三个阶段：损谷饮食、磨谷饮食和持中饮食。

这三个阶段不是前后截然分开的，而是你中有我，我中有你，有机配合，相互协调的。病情越复杂，调整会越频繁，而病情越平稳，调整会相对越少。

我们对饮食的干预体现在损谷饮食阶段，具体分四步。

第一步：饭前喝 500~1000 ml 温热的汤药。

第二步：吃饭时先喝青菜汤，最好单用白菜（避免在吃饭上费太多脑筋），最好不放油，不放盐，可以适当放一些香油、醋和中药调料包。

第三步：吃一些牛肉，最好单吃牛肉（避免在吃饭上费太多脑筋）。

第四步：可以吃少量主食，但如果精神很好的话，损谷阶段可以不吃主食。

为了更高效，更彻底地完成损谷饮食阶段的目标，在此四步外要配合消谷步骤。

强制不让丢垃圾、大扫除是治标，日常的防尘除尘是治本。

在 2 型糖尿病的治疗上，配合消谷的损谷饮食阶段是治标，磨谷饮食则是治本。

损谷就是用药物帮助患者把旺盛的食欲

降下来，保证精神，尽量少吃，最好不吃。这是控制垃圾的来路——相当于不让丢垃圾。

如果不配合消谷，很多人会有一个问题：吃得少就会排便少，这样垃圾不能明显减少。

消谷做的就是大扫除。在控制垃圾来路的基础上，迅速地打通更多垃圾的去路。这样来路少了，去路多了，垃圾自然就少了，治标过程会进行得更快、更顺利。

2型糖尿病患者如何吃

2019年美国第79届糖尿病年会指出，饮食需要关注三方面：第一方面是吃饭的时间，第二方面是三餐的比例，第三方面是进食的顺序。

1. 吃饭时间

美国阿拉巴马大学教授 Courtney Peterson 认为：

（1）尽量早点吃晚饭，间歇性断食。研究发现，间歇性断食，可以让体重下降，并且血糖控制效果更好，让人们的寿命更长。如晚上6点吃饭，一直到第二天6点再吃早饭，这样的做法就属于间歇性断食。饮食相同的两组研究对象，其中间歇性断食组体重更容易保持在一个较佳的状态。研究发现，晚餐吃得过晚，会令人发胖。

（2）下午3点前吃晚饭，或者降低晚餐的比例。下午3点之前吃晚饭最好（早餐7点，午饭11点，晚饭下午3点）。早吃晚餐会控制好血糖和体重，而且血压降低明显。

2. 三餐比例

下午3点吃晚餐似乎不太可能。于是Courtney Peterson教授又提出另一种方式，就是早餐吃多，晚餐吃少，这样就不容易饿了，而且食量不算大。很多证据表明，早上吃大餐的话，血糖控制效果最好。这与中国传统的说法非常吻合：早上吃好，中午吃饱，晚上吃少。早、中、晚餐的食量比例为5：3：2。

3. 进食顺序

美国威尔康奈尔医学院Alpana教授认为，吃饭时，先喝汤，再吃菜，然后吃肉，最后吃主食。该教授曾经做过试验以证实如何吃饭才能降低血糖：三组糖尿病患者选择不同的进食顺序，第一组是先吃主食再吃菜和肉，第二组是先吃菜和肉再吃主食，第三组是混合着吃。结果表明最后吃主食的那组，血糖控制最好。所以，想要血糖控制效果好，要记住最后吃碳水化合物类食物。

　　无独有偶，国内研究显示，按照蔬菜→荤菜→主食的进餐顺序可降低餐后血糖波动。长期坚持，可使 2 型糖尿病患者餐后血糖及糖化血红蛋白水平显著降低。因此改变进餐顺序，按照蔬菜→荤菜→主食的顺序，有利于糖尿病患者短期和长期的血糖控制。

　　青岛大学也做过类似研究：将 2 型糖尿病患者分成三组，按照主食居前、居中、居后的进餐顺序，短期试验观察其对餐后血糖和胰岛素的影响（方法 1：主食居前吃。方法 2：主食居中吃。方法 3：主食居后吃）。均鼓励细嚼慢咽，每餐进食 30 分钟，主副食间隔 10 分钟。结果表明：主食越早吃，餐后血糖越高；主食越早吃，餐后血浆胰岛素水平越高，持续时间越长。按照主食居前、居中、居后的进餐顺序，长期试验观察其对糖化血红蛋白和体重的影响（A 组：主食居前吃。B 组：主食居中吃。C 组：主食居后吃）。结果表明：随着主食进餐顺序由前向后转移，患者糖化血红蛋白（反映近 2 ~ 3 个月的血糖平均水平）水平依次降低。与最先吃主食相比，最后吃主食不仅有利于血糖水平的控制，而且有利于控制体重。

4. 生酮饮食

以脂肪或酮体为主要能源的饮食模式被称为"生酮饮食"。在这种饮食模式下，碳水化合物的摄入（或者说供能比），被降到最低，不超过 3%，而脂肪占比达 90%。

长时间不吃饭（长期禁食），体内葡萄糖水平过低，肝脏会被迫产生一种替代的能量来源——酮体，它是人体储存脂肪的分解产物。一些研究者认为，以酮体作为能量来源的优势主要有两个：

（1）与碳水化合物不同，酮体不会增加血糖水平，不会刺激胰岛素分泌。

（2）在产能上，酮体比葡萄糖需要的工序更少。

酮体可以供能，改变代谢方式，模仿热量限制和禁食的许多有益作用，降低了代谢疾病、糖尿病和心血管疾病的某些危险因素。此外，还有研究发现酮是重要的信号传导化合物，可以激活长寿途径来保护细胞免受与年龄有关的损害和退化。

生酮饮食也有诸多缺点，如：

（1）消除碳水化合物意味着大大减少水

果、蔬菜和全谷物的摄入，这些食物是膳食纤维的来源，对消化健康至关重要。研究指出，胃肠道疾病与纤维含量不足有关。

（2）有研究表明，过早死亡与碳水化合物摄入极低有关。

（3）高脂饮食可能导致其他脂质异常和有害的代谢变化，这些都是心血管疾病发生的危险因素。

（4）高脂、低碳水化合物的饮食也可能会抵消甚至逆转酮体对大脑的益处，从而导致注意力和情绪下降。

（5）对于有某些代谢疾病的人群，生酮饮食可能是危险的，尤其是在服用药物的情况下。

损谷饮食阶段的低碳水化合物摄入方式与生酮饮食不同。生酮饮食这一方法尚处于试验阶段，需要在医生的指导下随时做调整，只能小范围试用，不能大范围推广，更不提倡在 2 型糖尿病的治疗过程中使用。生酮饮食需要在专业人士的监督和指导下进行，否则碳水化合物的大量减少，加上药物，很可能引发低血糖或糖尿病性酮症，严重时可致命。目前推荐的是低碳饮食。

为什么有些患者吃得很少，但是血糖还是很高

吃得少，但是消化得更少，在血糖上的表现就是升高，这个时候需要在磨谷上去做文章，而不只是损谷和消谷。

长期饥饿或营养不足会对代谢产生什么影响

人在长期饥饿或营养不足时，会出现基础代谢率降低。而 2 型糖尿病是一种基础代谢率降低引起的代谢类疾病。所以通过长期过度节制饮食来控制血糖是不可取的。

这也就能很好地解释下面这种情况：有一位患者在严格地节制饮食后血糖一直较高，开心地吃了一顿羊肉火锅后，血糖反而降到了理想数值。

服药后还需要吃饭吗

主要看精神。吃了药，如果不饿就可以不吃饭。如果不太饿的话，也尽量不要吃。但前提是精神要好或者说精神在不断地变好。精神不断变好是前提，在这个前提下，吃得越少越好。

　　为什么呢？因为很多代谢综合征就是吃得多、化得少。"吃得少"对于因为"吃得多"得的病是一种纠偏。要想获得快速的疗效，必须要用强烈纠偏的手段才可以。还有一个原因是，损谷阶段使用的中药是可以代替食物的，并且它只提供能量，不增加血糖。饭前喝了药，就是"以药代饭"，已经算吃了一顿饭了，吃了一顿饭再吃饭，不就是吃两顿饭了吗？

扫码获取

☆ 微课视频
☆ 科普课程
☆ 健康饮食

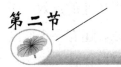

第二节

微动四极

运动也重要

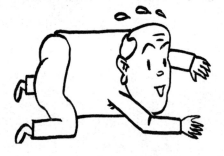

广汗法治疗 2 型糖尿病强调让患者处于"阳气内蒸而不骤泄"的状态，通俗一点来讲就是"热而无汗"的状态，此时患者基础代谢率最高，会加速体内痰、火、湿、食、瘀等垃圾的排泄，结合其他治疗方法达到治疗 2 型糖尿病的目的。而恰当的运动可以帮助人体达到这一状态。爬行、无汗龟速跑、快走等运动是一种适当而不强烈，符合广汗法治疗 2 型糖尿病理念的运动方法，可以帮助人体达到"热而无汗"的状态。

运动减肥的原则是什么

（1）尽量选择全身性运动。如果全身性运动的强度适当，较少出现明显的局部疲劳，就可以消耗更多能量。例如快走、慢跑、骑自行车、游泳、练健身操、跳体育舞蹈等都是减肥效果较好的全身性运动。

（2）不凭感觉推断运动耗能量。运动消耗能量并非和运动用力程度成正比。研究显示，以 4.8 km/h 的速度走 10 分钟所消耗的能量竟超过非常吃力地做 50 次"仰卧两头起"所耗能量的 10 倍以上。故越吃力的运动，减肥效果不一定越好。

（3）运动持续时间要长。运动强度的增加与运动所消耗的能量不成正比。如以每 9 分钟 1.6 km 的速度跑步，每分钟消耗 14.5 kcal 能量；以每 7 分钟 1.6 km 的速度去跑，每分钟消耗 19 kcal 能量。两种速度跑完 1.6 km 所消耗能量，前者是 130.5 kcal，后者是 133 kcal。二者间相差不到 3 kcal，可后者在强度上比前者吃力得多。因此，减肥运动以适中强度持续时间较长为宜，且应避免高强度短时间的运动。

综上所述，"长时间、低强度、热而无汗"的全身性运动对降低体重有显著效果，同时身体的脂肪量和脂肪百分比都有所降低。

糖尿病患者在锻炼时应该注意什么

（1）在运动中应注意运动量由小到大、循序渐进，每天1~2次，每次不超过30分钟，避免过度疲劳。

（2）应在早、午饭30分钟后进行为宜，因为此时血糖浓度较高，运动可起到降低血糖的作用，但是重度糖尿病患者不宜进行运动疗法。

（3）运动要适量，要注意适可而止，以免运动过量，反而影响健康，以中小运动量为宜。避免剧烈的运动，避免可能引发血压急剧升高或者造成心脑血管意外的运动方式，比如强烈对抗性运动、登梯爬高、用力过猛的运动和倒立性运动等。

（4）运动应持之以恒，锻炼时应定期检查血糖和尿糖，随时观察身体的反应，以便及时掌握和调整运动量。避免在空腹时进行运动，以免引起低血糖。

为什么长时间的锻炼容易导致低血糖

在这个问题中，血糖约等于"即时能量"。

2 型糖尿病患者本身能量的转换是有障碍的。长时间的锻炼会消耗掉大量的能量（血糖），对于 2 型糖尿病患者而言，由于能量的储存形态不能及时地转换成"即时能量"，所以会出现低血糖。

理想的运动

在一百万年以前，我们的祖先就学会了直立行走，开始与一般哺乳动物有了明显区别。为什么到了高度文明的今天却要提倡模仿动物在地上爬行呢？

早在 20 世纪初，爬行运动的创始人——德国医生卡拉普从猫爬行的姿势得到启发，使患有腰肌劳损和脊柱侧弯的病人通过爬行得以康复，于是有了双手、双膝着地的爬行疗法，治疗腰肌劳损和脊柱侧弯取得了显著的效果。

之后，巴西著名医学家琼尔博士和其他专家发现，爬行的动物很少患动脉硬化、冠心病、高血压病。经过对猴子的解剖研究，也得出类似结论。

我们知道，直立姿势是人类在进化中的一

个关键性的发展，这种姿势使前肢得到解放，可以用来制造工具进行生产劳动，也可以用来搬运食物和携带小孩，但是人的直立姿势却给身体带来不少弊病，如大脑的位置上升、腿上的血液回流不畅；为了保持直立的姿势，脊柱和腰部的肌肉负担加重，容易疲劳和发生腰肌劳损；肛门部位的血液循环欠佳，容易发生痔疮。

最早的爬行报道出现在 1979 年 10 月 20 日的巴西《标题》杂志。巴西著名的老年病专家若奥·巴蒂斯塔·卡尔望博士（按：与本书中的庞示旺应该是同一个人）每天把 60 岁以上的患者集中在宽敞的大厅里，在护士指导下让他们像猴子一样每天在地上爬行二三十分钟。这些人坚持锻炼一段时间后，腰部和脊椎部的疾病明显缓解，动脉硬化的症状也大为好转。健康状况有了明显的改善，所患疾病也有了不同程度的减轻。巴西圣保罗有一家"爬行俱乐部"，是老年病医学专家查尔沃开办的。

国外一医学科学院曾做过一个著名的有关爬行的实验：让一组猴子穿着特制的连衫裤，迫使它们不得不直立行走。不久这些机灵的猴子虽然都学会了用双腿走路，但是让人吃惊的是，它们都为自己的"进步"付出了高昂的代价——不到两个月都得了高血压病，不到两年，有些猴子便因血压过高而死亡。而依旧爬行的一组猴子，血压却无一升高。这不能不让科学家想到，直立行走至少是人类高血压病的病因之一。

的确，直立解放了人的手，人却为此付出了代价。人类在进化中虽然能够使自己直立行走，但脏器活动和血液循环则必须克服更多来自其他脏器的挤压和重力。即使脏器能在长期进化中逐渐适应这种垂直运动，也难免保留一些进化初期与动物为伍时的生理结构。加之现代人每天有 3/4 的时间直立行走，使脏器更是不堪重负，一些"文明病"自然与日俱增。于是，作为防治措施，最好顺其自然，让人回到"动物时代"，脏器也好"忙里偷闲"，借爬行稍事休息。

据研究，爬行运动有很多好处。首先，能使上肢得到很好的锻炼，使两臂、两手的力量增强；其次有助于腿上的血液返回心脏，预防下肢静脉曲张和痔疮；第三，使身体的重量分散到四肢，脊柱和腰肌承担的力量减少，能预防腰肌劳损和脊椎病；第四，由于大脑的位置降低，使大脑的血液循环得到改善，头脑更加聪明；第五，使心的位置降低，四肢血液便于回流，冠状动脉的血液供应充足，能防止动脉硬化和冠心病；第六，老年人爬行锻炼能增强新陈代谢，延缓衰老，有利于延年益寿；第七，进行各种形式的爬行比赛不仅能锻炼身体，而且能调节精神，又是一项很好的娱乐活动。爬行运动的方法简便，不需要特殊的场地和设备。男女老幼皆可采用，十分安全。爬行时戴上耐磨的手套，直线爬也行，转圈爬也可。要注意循序渐进，距离由短到长，速度由慢到快，还要注意安排合适的时间，不要在饭前饭后爬，以免影响消化。

如果每日爬行1～2次，每次20～30分钟，可直线向前、向后、转圈爬行，只要持之以恒，对糖尿病、心脏病、高血压病、动脉硬化、消化不良、腰肌劳损、坐骨神经痛、下肢静脉曲张、关节炎、痔疮等病症都有防治作用。孕妇还可在爬行中增强盆底肌肉和腹肌的力量，有利于分娩和减轻水肿。

游泳是另一种形式的爬行运动。游泳能使

脏器少受重力的作用，减少脏器间的相互摩擦，还可以使脏器在克服强大水压的过程中得到锻炼。但目前游泳没有符合汗法要求的"进去不冷，出来不冷"的场馆，故不推荐。

什么是"陆地游泳法"？对防衰老有用吗

糖尿病和衰老有关。有没有一种方便的运动可以防衰老呢？接下来我们讨论一下。

游泳这项运动很好，但是广汗法对游泳的要求是"进去不冷，出来不冷"，现在能达到这样游泳条件的场馆应该很少。那如何找一个合适水平的运动方法来代替游泳呢？大家看一下"陆地游泳法"。

《健康时报》2008 年报道的《迷恋爬行三十载，耳聪目明身体棒》中 64 岁的寇先生模仿动物爬行 30 年，身体硬朗，耳聪目明。他去自己专门的屋子看书时，顺便爬行，楼梯上、楼道里，他都爬过。64 岁的他，爬行的时间几乎占了年龄的一半。说起爬行，他最早是在 1981 年《大众医学》杂志上看到一篇介绍巴西爬行研究的文章。寇先生认为，太极拳或武术之类的运动方法过于复杂，一般人不容易学会，而跑步、散步对膝关节又不太好。当看到这篇报道后，觉得非常有道理，便在庭院中、田间小道上开始"爬行"。退休后，他已经养成了爬行健身的习惯，无论走到哪儿，他都不忘爬行。

寇先生的书屋是四楼西南角的一间小屋子，它的对面是一个宽敞平台。他时不时地戴上手套在地上"爬"。"在这儿，我现在每天爬12个来回，大概五六百米，上午7点半开始，在8点半之前肯定结束。下午5点半再爬1次。四肢爬行简单，不会出现意外，特别适合老人。"寇先生随身带着一副手套，每次上楼，他不走上去，而是戴上手套爬上去。

除了爬行，寇先生还在床上"打滚"，就像是驴打滚一样。爬行、打滚都是水平运动，跟游泳一样，而爬行就是在空气中游泳。但是比游泳方便多了，不用找专门的游泳馆，也不用穿泳衣，健身效果不比游泳差。

爬行时，四肢着地，减轻了双腿压力，也锻炼了上肢。这种水平运动促进了血液循环，不像直立运动，由于身体压力原因容易造成下肢血液循环不畅。

自从练习爬行后，他精力充沛，从不睡午觉，身体非常健康。希望有更多的中老年人加入"爬行"健身这个队伍。刚开始爬行时，可以时间短一点，慢一点，逐渐适应后再增加时间和强度。身体不适的一定要先咨询大夫。

"马王堆熊爬"

《人民日报》（海外版）2014 年 12 月 5 日《展现丝帛文字的不朽魅力》一文介绍：马王堆出土的导引图是现存最早的一卷保健运动工笔彩色帛画，绘有 44 个做着如鸟飞、熊爬、猿唤等不同导引动作的全身人像。

马王堆汉墓是西汉初期长沙国丞相——轪侯利苍的家族墓地。根据《人民日报》的报道可知，"熊爬"导引法起源不会晚于西汉。包含"熊爬"在内的马王堆导引图还引起了周恩来总理的关注……湖南博物院调来的参与修复导引图的周世荣说："有天，文物出版社编辑韩仲民找到我，说周（恩来）总理身体不好，邓（颖超）大姐听闻马王堆有这么一幅导引图，很想看，希望我能尽快把它画出来。"

《五禽戏》中的爬行

五禽戏是我国古代的一种体育锻炼方法，由三国时期名医华佗在《庄子》"二禽戏"（"熊经鸟伸"）的基础上创编而成。《后汉书·方术列传·华佗传》记载："吾有一术，名五禽之戏：一曰虎，二曰鹿，三曰熊，四曰猿，五曰鸟。亦以除疾，并利蹄足，以当导引。体有不快，起作一禽之戏，怡而汗出，因以著粉，身体轻便而欲食。普施行之，年九十余，耳目聪明，齿牙完坚。"可惜的是，未曾留下相关的文字及图解。

距离华佗的生活年代约300年的陶弘景在其《养性延命录》中对五禽戏做了详细的记载，其言："虎戏者，四肢距地，前三掷，却二掷，长引腰，侧脚仰天，即返距行，前、却各七过也。鹿戏者，四肢距地，引项反顾，左三右二，左右伸脚，伸缩亦三亦二也。熊戏者，正仰，以两手抱膝下，举头，左擗地七，右亦七，蹲地，以手左右托地。猿戏者，攀物自悬，伸缩身体，上下一七，以脚拘物自悬，左右七，手钩却立，按头各七。鸟戏者，双立手，翘一足，伸两臂，扬眉用力，各二七，坐伸脚，手挽足距各七，缩伸两臂，各七也。夫五禽戏法，任力为之，以汗出为度，有汗以粉涂身，消谷气食益气力，除百病，能存行之者，必得延年。"

（译：虎戏的做法是，两手掌和两脚脚趾着地，向前纵跳三次，向后腾跃两次。然后伸长腰肢，侧身举脚向上，待仰面朝天时就放下来，举左右脚各七次。接着两手掌两脚脚趾撑地，前进七次，后退七次。鹿戏的做法是，两手掌两脚脚趾着地，拉长颈项向后看，向左看三次，向右看两次；然后伸出左脚做伸缩运动三次，伸出右脚做伸缩运动两次。熊戏的做法是，正面仰坐，以两手抱膝下，头向后抬举；然后，左手劈击地面七下，右手也劈击地面七下；再双腿蹲着，用左手托地，又用右手托地。猿戏的做法是，两手抓住一条横木将身体悬挂起，伸缩身体，一上一下，共做七次；然后用脚钩住一件物体把自己悬挂起来，左右脚轮流各钩物七次；然后一手钩住物体，另一手按头，引体倒立，双手各做七次。鸟戏的做法是两脚站立，举起左脚，伸张两臂，用力举眉张目；再举起右脚，伸张两臂，用力举眉张目；这样左右交换各做七次；然后坐地，伸出双脚，用手牵拉足趾，左右脚趾各拉七次；又做两臂屈伸运动，左右臂各屈伸七次。修习五禽戏法，应尽力去做，以做到汗出为限度。出了汗，用药粉涂抹身体。这有助于腹中食物的消化，增加人的气力，消除各种疾病。能长期留意且依法实行的人，必能延年益寿。）

由此可见，五禽戏中的虎戏、鹿戏均有爬行动作。

《华佗五禽戏的古代文献记载和传承发展》一文指出，在晚明以后，"五禽戏"逐渐衰落，实际上它已被后世的各种拳术所吸收。如《拳经》里就有所谓龙、虎、豹、蛇、鹤的"五拳"；又如武术中的许多姿势都以动物命名，如白鹤亮翅、白猿献果、野熊蹭背、猛虎出洞等，从中可以看出"五禽戏"的痕迹。明代万历年间的坊刻书《赤凤髓》中也有五禽戏的资料，书中介绍了各种健身功法，如羡门虎势戏、庚桑熊势戏、士成绮鹿势戏、费长房猿势戏、亢仓子鸟势戏等，每套功法都附有木版插图。书中还收有许多动功和静功的口诀，对练习者有一定的参考价值。另清道光十二年（公元1832年）刻本《万寿仙书》中，也收载有五禽戏的资料，书中所介绍的导引姿势与马王堆三号墓的导引图有类似之处。

发展至今的五禽戏与陶弘景所述五禽戏相去甚远，虎戏、鹿戏、熊戏中的上肢也不再触地，而主要依靠上肢和躯干的摆动来完成。练习者不妨将此两套五禽戏都练习一番，体会二者功法给人身心带来的不同体验。

如何做爬行健身操

爬行健身操是根据人体水平运动的特点而创编的，把爬行与有节律的体操动作结合起来，具有健脑、健身、防疾祛病之功效。它包含两套操，一套为手足爬行操，适合青少年及中年人练习；另一套为手膝爬行操，适合老年人及体质较弱的人练习。我们应当选择适合自己的爬行操进行练习。

与站立横向运动相比，爬行这种平行运动对人体有哪些好处

《中国老年报》2006 年发表的文章——《老年人爬爬亦健身》指出，坚持爬行运动，对脑力劳动者的好处十分明显。它改善了大脑的血液供应，不仅令人头脑清醒，还能使人耳聪目明，腿脚灵活，保护心脏这个"发动机"。

爬行运动是绝大多数哺乳动物行走、跑跳和飞奔的主要活动方式。这种方式在血液流动方向上从心脏到大脑，几乎与地平面成一条平行线。

与人们站立横向运动相比，其动静脉循环有两大优点：第一，通畅而又顺当，所需能量也小得多。第二，血液循环也是一种螺旋运动，像枪弹出膛一样，平行旋转行进，冲动大、速度快，几乎可以冲开血管内的一切阻力，保证大脑和其他器官的营养供应。所以爬行动物和四肢行走的哺乳动物很少患心脑血管疾病。

人类在进化过程中，自从由爬行进化为直立行走之后，虽然视角扩展了，大脑发达了，但从心脏到大脑的血流方向，也由平行供血变化为垂直供血。试想，大脑"高高在上"，从下向上泵血，差不多需要7个心脏直径的路程。即便是螺旋转动，也需要很大能量。这是人类比其他哺乳动物容易患心脑血管病的重要内因之一。

不过，是否患某种心脑血管等疾病，还需要有一定的外在条件，这些条件包括七情剧变，工作紧张，过量食用猪、牛、羊肉，不断吸烟、饮酒等。在这种情况下，随着年龄的增长，动脉硬化疾病逐渐发生了。据此，有的医学家在想：在保持人类进化的一切优势前提下，把丢失了的爬行运动再捡回来，结果如何呢？巴西著名老年病专家庞示旺博士把60岁以上患有动脉硬化、冠心病、痔疮、下肢静脉曲张等疾病的患者，集中在一个大厅里，每天让他们在地上爬行20～30分钟。经过一段时间的爬行运动，这些人的状况明显好转。

庞示旺对爬行运动总结道：第一，改善了全身血液循环，推迟了老化。第二，由于腹式呼吸加大了肺活量，心肺功能得到了加强。第三，头部供氧改善。第四，下肢静脉压降低了，是治疗静脉曲张的特效"药"。

《山西健康报》曾介绍了一位爬行运动实践者的经验。这位老人被确诊患有冠状动脉硬化、糖尿病、肺气肿等十余种病。当时全身浮肿，肢体肥大而麻木，眼球突出，舌头肿得吓人，说话也不清，大便不下……可谓病入膏肓。医生也无能为力了，婉言劝告："尽情享受吧！"就在这种山穷水尽的情况下，他选择了爬行运动。每次爬行，气喘、脚颤，相当难受，但还是坚持下来了。从此，爬行成为他每天生活中不可缺少的一项内容。结果如何呢？各种疾病"不翼而飞"。

延缓衰老

在舒缓的爬行过程中，需要保持有节奏的腹式呼吸，它能有效地改善心肺功能，增强肺活量，提高肺部功能，延缓呼吸系统的衰老。腹式呼吸可以最大限度地利用肺组织，充分进行气体交换，使肺组织得到健康的锻炼，改善呼吸循环功能；可使呼吸阻力减低，潮气量增大，气体分布均匀，有效通气量增加，通气与血流比例改善，从而减轻患者慢性缺氧状况。实践证明，所有的爬行动物，都是使用全肺的腹式呼吸。我国古代医家早就认识到腹式呼吸有祛病延年的效果，并创造了"吐纳""龟息""气沉丹田""胎息"等健身方法。唐代名医孙思邈对腹式呼吸尤为推崇，而华佗发明"五禽戏"说明人类模仿动物的运动对人体的健康有多么的重要。

呼噜停下来

74岁的章先生家中已年超九旬的老父亲，

曾长期以爬行作为锻炼方式，但章先生自己并不感兴趣。十余年前章先生退休后发现自己的身体状况不如以前。一次在香港旅游时，在媒体上看到有人将"爬行"作为健身锻炼方式，回来后在父亲的动员下，他决定以"爬行健身"作为自己的锻炼方式。起初，章先生本着试一试的态度坚持爬行，锻炼一段时间后发现，第二天清晨起床伸展身体时特别舒服。章先生以前晚上总是半睡半醒且伴有打呼噜的习惯，不但自己的睡眠质量不高，也吵得老伴睡不好觉。后来只要每天黄昏坚持爬行 30 分钟，晚上睡觉就不打呼噜了，而且每天起床后都精力充沛。

章先生说："中老年人刚学爬行时，不能冒进，必须循序渐进。刚开始时每天爬 15 分钟，两三百米，然后慢慢增加锻炼的时间。"如今，章先生每天都爬行 500 米左右。爬行消耗了比走路多而比跑步少的热量，不但锻炼了体能，还使自己的呼吸更匀称。此外，爬行时上肢、下肢和腰腹部的肌肉群均参与运动，身体机能得到了充分锻炼。他也希望能有更多的人参与到这项有益身心的运动中。

小腹变平坦

《祝您健康》杂志2005年第11期文章《爬行运动益处多》提供了这样一个案例：

一位年逾花甲的老人过年期间因提取重物不慎扭伤腰部，致使左下肢直至脚趾头呈放射性发麻。坐、站、走、骑自行车等都有发麻感。行腰椎 CT 示：第4～5腰椎椎间盘左后方突出，压迫硬膜囊及神经根。牵引和电疗半个月后，因牵引机勒胸憋闷，引起心脏供血不足，入住心内科病房，停止牵引和电疗。住院10天，出院后仍遗留有左下肢发麻，躺在家中静养。

但该老人生性好强，在看《动物世界》时，发现拼命追赶猎物的老虎奔跑动作如此激烈，受到启发：从未听说爬行动物有腰椎间盘突出。椎间盘是受上、下两节腰椎压迫而突出的，如果身体放平运动，不就可以放松上下两腰椎骨的间隙而减轻压迫程度了吗？久而久之，突出的椎间盘不就能退回原位了吗？这不比死拉硬拽的牵引机效果更好？经过苦思冥想，其心生一计：放下架子，模仿老虎行走的姿势爬行。

该老人的爬行方法是：每天早上起床后，喝杯温开水，去离家不远的健身广场，重新融进晨练的人群中，同大家一道先做一套活动四肢的保健操，接着打完三套太极拳（24式、42式、48式），然后独自走进足球场，四肢着地，在草坪上爬行。在爬行过程中，有时双腿弯曲，身板放平了爬，有时屁股翘起，双腿伸直了爬，爬行时腰臀部位要左右摆动。大约每爬行30米便坐起休息片刻，再伏下身子继续爬行，就这样爬爬歇歇，歇歇爬爬，每天坚持爬行300米左右。每次结束爬行动作，稍坐片刻再缓慢起立（老年人不宜猛然站起）。离开草坪后，去吊单杠。双手抓住横杠，双腿略微弯曲，双脚离地，身体自然下垂，利用双臂力量进行摇晃，促使臀部和下肢依靠自身的重量下坠，以利于腰椎骨之间的进一步松动，来巩固爬行锻炼的效果。每吊15秒钟左右便松开双手，两脚落地休息片刻，然后再吊再晃动，每天早上吊晃10次左右。

该老人经历了20天左右的爬行和吊单杠，左下肢的发麻感觉减轻，有时毫不感觉发麻。家务活照常干，只是注意不再提取重物。经过大半年的爬行运动，不仅左下肢不麻了，多年的左肩周炎也好了，两年前隆起的小腹也渐渐平坦。爬行运动不仅锻炼了脊椎，也锻炼了四肢关节和肌肉，还能减肥。爬行运动益处多，持之以恒，既能巩固已获效果，又可防患于未然！

爬行运动禁忌及注意事项有哪些

1. 爬行运动禁忌

刚开始练习爬行时，头部、太阳穴或颈部可能会有胀痛感，坚持一段时间后胀痛感会逐步减轻、消失。但是手、足、膝部有炎症、坏疽、感染、化脓性疾病者，手术后伤口未痊愈者切勿练习。患有严重心脏病、高血压病和眼部疾病者等不宜进行爬行锻炼。

2. 爬行注意事项

（1）爬行前要做好热身运动，运动后做好整理和放松运动。

注意爬行前做好准备活动，尤其是肘关节、腕关节、膝关节等；运动后要做整理活动，进行自我按摩或放松练习。

（2）选择好适合的场地，穿舒适的服装。

宜在空气流通、有地毯的室内，或平坦、

宽阔的平地，或坡度适中的斜坡，或有草坪的室外进行（沙滩也可以），清理好场地，注意安全。练习者衣履要轻便，应佩戴必要的护具，如爬行场地在硬质地面上要注意佩戴护膝和手套。通常选择从高往低爬效果好，但坡度过高则容易翻跟头。在家里爬，则要当心家具等障碍物，也可在床上原地爬。

（3）运动量因人而异、逐渐递增，做好爬行健身前后的监护。

运动量安排要因人而异，不要追求超出人体正常能力的动作，以动作规范为主；不要一味求快求远，应循序渐进，先慢后快，以不喘不累为宜；运动量要逐渐递增。

（4）爬行速度宜慢，起立时先改为坐式或蹲式并有停顿时间。

爬行速度不宜过快，想站立时，切记不可马上站起，要由爬式先改为蹲式或坐式，慢慢站起，以免突然站起造成大脑瞬间缺氧而晕倒。

（5）防止上肢损伤。

人类上肢支撑躯体重力的功能已大为退化，若以两手爬行于地，支撑重力，会加重手腕及两臂等负担。尤其是五指和腕部承重力增大，会对指关节、腕部肌腱、韧带增加额外的压力，锻炼不当会使手指和手腕等关节发生病变，引起劳损性疼痛，或是患桡骨茎突狭窄性腱鞘炎等。因此，训练应循序渐进，预防上肢损伤。

爬行运动"四要"

（1）场地要安全。爬行地点要选择在宽敞、安全的地方进行，不要选择在热闹和有车流的地方，一方面为锻炼安全，另一方面也不影响交通。

（2）衣物要宽松。锻炼时要穿比较宽松的运动服，不要太紧，同时要充分考虑透气性和吸汗性。

（3）准备要充分。在爬行前，应做充分的热身准备，不要突然进行运动；同时也应注意，并不是所有人都适合爬行这项运动，患有颈椎椎间盘突出或眼部有疾病的人，就不适宜爬行健身；高血压病患者也要注意爬完缓慢起身，以免引起脑部供血不足而发生眩晕。

（4）运动要适度。虽然爬行益处多，但

锻炼时应适度，不要过量，以免引起相反效果。每次爬行 5 分钟，休息 2~3 分钟，然后重复，连续 3 次为 1 组，共做 3~4 组，60~90 分钟为宜。

如何测量体围、体重、身高和血压？应该分别注意什么

1. 体围测量

（1）测量器械：主要采用带状尺或卷尺。

（2）测量部位：颈围、肩围、胸围、臂（大、小臂）围、臀围、腰围、腿（大、小腿）围、膝围、踝围等。

（3）注意事项：①测量时带状尺的松紧度要适合；②带状尺的位置放置要准确，防止脱落；③允许不超过 0.5cm 的误差。

2. 体重测量

（1）测量器械：杠杆型体重秤或弹簧体重秤或投币体重秤等。

（2）测量方法：称量者应穿尽量少的衣服，静止站到体重秤中心。

（3）注意事项：体重测量最好在清晨睡醒后进行。在测量体重时，最好用经过校正的杠杆型体重秤。测量人员读取杠杆秤上的游标位置，读数应精确至 10 g。

3. 身高测量

（1）测量器械：一把直尺或卷尺、一把直角尺。

（2）测量方法：测量身高时，量尺（最小刻度为 1 mm）应与地面垂直固定或贴在墙上。被测量者直立，两脚后跟并拢靠近量尺，并将两肩及臀部贴近量尺，测量人员用一把直角尺放在被测量者的头顶，使直角的两个边一边靠近量尺，另一边接近被测量者的头皮，然后读取量尺上的读数，精确至 1 mm。

（3）注意事项：测量者站立时眼平视，后脑部、肩胛部、臀部、脚后跟靠紧量尺，膝关节要直。

4. 血压测量

（1）测量器械：目前常用的是台式水银柱血压计，它由血压计、气袖带、橡皮球囊组成，测量时需配用听诊器。

（2）测量方法：一般测量人体两臂肱动脉。测量血压时要注意以下条件。情绪应稳定，应在安静的室内休息 10~15 分钟以消除疲劳、紧张等对血压的影响，检查前 5 分钟内不要有体位变动；室内温度应以 20℃左右为宜，太冷、太热对血压高低都有影响；检查血压前半小时

内,应避免进食,不吸烟、不饮酒,排空膀胱(解小便 1 次)。正确测量血压的方法应分以下三个步骤:

①袖带缠于上臂应平服紧贴,以能放入两指为宜,气囊中间部位正好压住肱动脉,气囊下缘应在肘弯上 2.5 cm。

②打开血压计开关,快速充气,待触知肱动脉搏动消失后再加压 30 mmHg。

③将听诊器胸件置于袖带下肘窝处肱动脉上,然后放松气阀,使压力以每秒 2~3 mmHg 的速度下降。

当水银柱在下降过程中,从听诊器中听到第一个心搏音时的数值即为收缩压,当听诊器里心搏音消失时的数值即为舒张压。如果水银柱到零位心搏音仍不消失,则以变音时数值为舒张压。放松气囊阀门,使水银柱回到零位,关闭血压计开关,把所测的收缩压 / 舒张压数值记录下来。

（3）注意事项:被测量者至少安静休息 5 分钟,在测量前 30 分钟内禁止吸烟和喝咖啡,排空膀胱。

被测量者取坐位,最好坐靠背椅,裸露右上臂,肘部置于与心脏同一水平。特殊情况下测量血压时可以取卧位或站立位。但不论被测者体位如何，血压计应与心脏在同一平面。

使用大小合适的袖带，袖带内气囊至少应包裹 80% 上臂，大多数人的臂围 25~35 cm，宜使用宽 13~15 cm、长 30~35 cm 规格的气囊袖带，肥胖者或臂围大者应使用大规格袖带，儿童用较小袖带。

将袖带紧贴缚在被测者上臂，袖带下缘应在肘弯上 2.5 cm。将听诊器的探头置于肘窝肱动脉处。

应相隔 2 分钟重复测量，取 2 次读数的平均值记录。如果 2 次测量的收缩压或舒张压读数相差 > 5 mmHg，则相隔 2 分钟后再次测量，然后取 3 次读数的平均值。

如何测量腰围

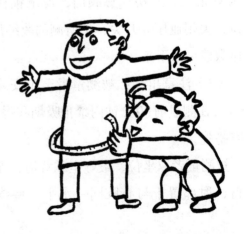

首先确定两个点，分别是髂前上棘和第12肋（即最下端肋骨）下缘最低点；然后确定此两点的中点，左右各一；以这两个中点所在水平面绕身体一周所得的数值即为腰围。正常腰围：男性 < 85 cm，女性 < 80 cm。在测量腰围时要求：①最好在早上刚起床时测量；②身体站立，两脚分开与肩同宽；③正常呼气末进行测量；④测量时不要隔着衣物。

什么是心率？不同状态下的心率有什么特征？爬行对血压和心脏有什么影响

心率指正常人安静状态下每分钟心跳的次数，也叫安静心率。健康人的心率一般为60~100次/分，也可因年龄、性别或其他生理因素产生个体差异。通常来说，年龄越小，心率越快，老年人心跳比年轻人慢，女性的心率比同龄男性快。安静状态下，成人正常的理想心率为55~70次/分，而运动员的心率较普通成人偏慢，为50次/分左右。

运动心率，即人体在运动时保持的心率状态。不管是有氧运动，还是无氧运动，都要有一个合适的心率才能达到较佳的运动效果。保持最佳运动心率对于运动效果和运动安全都很重要。实践中，为掌握运动过程中的最佳运动量，许多教练员或运动员常把运动心率作为监测运动量的指标。如三高人群锻炼中运动心率尤为重要，如果心率过高，会对身体健康不利，导致恶心、头晕、胸闷，糖尿病患者则会出现血糖急剧降低。

各种强度适宜的运动都会使心率加快，但运动能使心功能得到锻炼，从而使安静心率减慢。爬行健身的适宜运动心率可以设定为（170－年龄）次／分。

按此公式计算，一个 50 岁的人，爬行健身运动的心率应控制在 120 次／分为宜。过快说明运动量过大。爬行运动要自觉舒适、无疲劳感，一般运动不要超过 40 分钟。通常，每次最佳爬行健身的时间为 20~40 分钟，每周至少 3 次。

爬行运动是一种费力性运动，运动过程中机体全身动员，各个肌肉都在进行不同负荷量的运动，机体动员供能系统，使身体各器官的血流量重新分配，提高运动时的心输出量。靶心率是指能获得最佳锻炼效果并能确保安全的运动心率。下限靶心率为：个体最大心率与安静心率之差的 0.6 倍再加上安静心率，上限靶心率为个体最大心率与安静心率之差的 0.8 倍再加上安静心率，个体的最大心率的计算方法为：220 - 个体的年龄。经过试验得出：一位年龄为 28 岁的受试者，安静心率为 64 次 / 分，爬行运动 20 分钟，运动心率在 130~160 次 / 分，受试者的靶心率为 140.8~166.4 次 / 分，在爬行的大部分运动时间，在靶心率的运动范围内，能有效地达到锻炼心脏功能的目的。

血压是人们在运动中常见的评价运动效果的重要生理指标。血压是指血管内的血液对单位面积血管壁的压力。血压高低与心脏功能密切相关，也与主动脉、大动脉的弹性有关，主动脉和大动脉的管壁扩张性和弹性具有缓冲动脉血压变化的作用。爬行运动能有效地刺激主动脉管壁中的弹力纤维，改变其主动脉和大动脉的可扩张性和弹性，增强血管弹性，从而有效增强心脏的泵血功能。

坚持爬行运动可使心肌纤维变粗，心脏收缩力增强，心率在一定程度上减慢，排血量增加，从而营养心肌，使心肌纤维强壮有力，心跳次数减少，增大心脏每搏输出量，增加心肌贮备力，促进血液循环，进而使冠状动脉供血充足。心脏收缩有力，血液动力良好，有利于微循环功能加强，有利于毛细血管内外的物质交换，促进组织对氧的利用，加速骨骼肌收缩、舒张，从而使静脉血流加速，并通过膈肌活动对腹压的改变，使血液尽快经下腔静脉流入心脏。

现代人缺乏运动，心脏功能相对较差，出现诸多的心脑血管疾病。而爬行运动有助于提高心肌代谢，改善心肌工作能力，心肌收缩力得以加强，可改善患者心血管系统功能，提高对体力负荷的适应能力，减轻心脏负担，特别是对冠状动脉作用明显，使其管腔增大、管壁弹性增强，从而使心脏本身的血液供给得到改善，使心脏和整个循环系统的功能处于良好的状态。坚持爬行运动还能有效地降低单位时间的心跳次数，因为心脏功能的增强，每收缩一次所输出的血液量也会增加。所以，尽管心跳次数减少，但供血和供氧量却没有减少。

第三节

学习一些知识备用

中医经典的衰老理论和站桩有什么关系

《素问·阴阳应象大论》对于衰老的描述有："年四十，而阴气自半也，起居衰矣。年五十，体重，耳目不聪明矣。年六十，阴痿，气大衰，九窍不利，下虚上实，涕泣俱出矣。"

《灵枢·天年》对于年少的描述有："人生十岁，五脏始定，血气已通，其气在下，故好走；二十岁，血气始盛，肌肉方长，故好趋；三十岁，五脏大定，肌肉坚固，血脉盛满，故好步；四十岁，五脏六腑十二经脉，皆大盛以平定，腠理始疏，荣华颓落，发颇斑白，平盛不摇，故好坐；五十岁，肝气始衰，肝叶始薄，胆汁始减，目始不明；六十岁，心气始衰，苦忧悲，血气懈惰，故好卧；七十岁，脾气虚，皮肤枯；八十岁，肺气衰，魄离，故言善误；九十岁，肾气焦，四脏经脉空虚；

百岁，五脏皆虚，神气皆去，形骸独居而终矣。"

从以上两段的对比中，我们可以得出大致的结论：年少其气在下，年老其气在上、下虚上实。延缓衰老，就是让其气尽量多地在下。

如何能知道气是不是在下呢？"气有余便是火"，气在哪里就能感觉到哪里更热一点。如此说来，站桩的要点也就显而易见了——让小腿更热一点。

慢性疾病的治疗分哪几部分

无论是得了什么慢性病，系统治疗都应该分四部分。

分别是学、养、练、治。

学是其中的前提。无论得了什么病，只要不是急性病，自己就必须是治疗的主角，学习必须放在最前面。不学就不会懂，后面的怎么养、怎么练、怎么能找到正确的机构来治疗都无从谈起。学是前提，边学习边实践，这就是"学而时习之"。

对于治病，养、练、治都是实践的部分。

我们经常讲懂是前提，但是做才能落实，而坚持是关键。

慢性病的康复，一定不是一蹴而就的。很

多慢性病的康复实质就是抗衰老。

所以慢性病真正的根治就是建立一套良好的、习以为常的生活方式。用孔老夫子的话来说，就是"随心所欲而不逾矩"。这样疾病才能从根本上得到治疗。

医生真正的作用应该是告诉病人学什么，告诉病人怎么养、怎么练，在必要的时候给予恰当的药物干预。所以我们经常在说医生不仅是开药的，而更应该是教练。

如何看待一些患者说自己就可以停掉西药

首先，生命不是儿戏，我们要尊重疾病和健康的规律。对待疾病，战略上要藐视，但是战术上要重视。

有很多患者讲，自己通过饮食，通过一些运动或者通过一些其他方法可以把西药停掉。那反回来要问一句："能停掉，为什么没有停呢？"因为多数患者还是理性的，他自己认为随意停药是不靠谱的。停药是一件很严肃的事情，在保证安全和身体长远获益的前提下去停药才是有意义的。

所以停药是一项非常严谨的、在整体监测

159

的基础上去做的循序渐进的工作，不仅需要有医务人员的协助，而且需要在一个医疗模式支撑的前提下去做才是可靠的。自己尝试随意停药，是一种对自身健康不负责任的行为，不值得提倡。

在治疗过程中如何把握剂量的大小

首先有一个原则，剂量的大小不是人为预先设定的，而是以"中病"与否来判断用量是否合适的。

治疗 2 型糖尿病，可以损谷、消谷、磨谷三个步骤有机配合。一般来讲，损谷步骤剂量相对大一点，消谷步骤剂量适中，磨谷步骤剂量相对较小。

每次服药的剂量是多少

每次服药的剂量都是灵活变化的。一次服药量可能是几袋，也可能是几分之一袋。

比如下瘀血汤一般起始剂量是 1/8 袋，而理中汤用一袋的概率比较小，一般是几袋，饭前服。

冲一袋药需要 500 ml 水吗

治疗 2 型糖尿病过程中，在损谷步骤中，冲一袋药的水一定要超过 500 ml。不仅药有功效，而且冲药的水也有功效。

但是在磨谷步骤，冲药的水就不要求那么多了，一般是 50~300 ml。

如何监测和记录基础体温

（1）准备一支体温表，掌握读表方法，务求精确。

（2）每晚临睡前将体温表水银柱甩至 35℃以下，放在醒来后伸手可及的地方。

（3）每天清晨醒后，立即将体温表放在腋下 10 分钟后拿出来读数。

（4）测量体温前严禁起床、大小便、进食、说话等。

（5）应记录有无影响基础体温的诸多因素，如感冒、失眠、饮酒、服药等。

注意事项：

（1）测量期间不可以拿出来。

（2）腋窝不得有汗。

（3）要将上臂紧贴胸廓，使腋窝密闭（这

样便于形成人工体腔，深部温度才能逐渐传导过来）。

（4）测量腋窝温度至少要等待 10 分钟才能达到稳定值（测量舌下温度需要等待 5 分钟）。

测量基础体温的一些小知识

（1）基础体温 (BBT) 又称静息体温，是指人体经过 6~8 小时的睡眠以后，在早晨从熟睡中醒来，体温尚未受到运动饮食或情绪变化影响时所测出的体温。基础体温通常是人体一昼夜中的最低体温。

（2）情绪激动、精神紧张、进食等都会对体温有影响，早晨这些因素的干扰会少一些。

（3）人体体温清晨 2 ~ 6 时最低，午后 1 ~ 6 时最高。由于体温存在这种昼夜（日）节律，所以从纵向的比较来看人体体质的变化，必须选一个固定的时间每天坚持测量。结合其他因素考虑，选取每天早晨测量最好。

（4）应该坚持 3 年以上，每月、每年都应该计算出平均基础体温，从变化中探求体质变化的规律。

（5）慢性病人、亚健康人群，甚至健康

人都有必要做基础体温的长期测量。

（6）从基础体温的变化上，可以判断体质的变化，判断离找回健康还有多少距离，了解什么时候会好，好了以后什么时候会复发。

测量基础代谢率的原理是什么

根据能量守恒定律，机体消耗的能量应等于产生的热能和所做的外功之和。若机体在某一段时间内不做外功，那么所消耗的能量就等于单位时间内产生的热能。

假定人的体温是恒定的，单位时间内产热量应等于散热量，所以测定机体在一定时间内散发的总热量，便可知道机体的能量代谢率。（如果人的体温不是恒定的话，基础代谢率的测法就应该重新来考虑。）

测量基础代谢率时有哪些要求

在临床和生理学试验中，规定受试者至少有 12 小时未吃食物，在室温 20℃，静卧休息半小时，保持清醒状态，不进行脑力和体力活动等的条件下测定代谢率。

实际测定基础代谢率，要在清晨进早餐以前，静卧休息半小时（但要保持清醒），室温维持 20℃上下，按间接测热法利用仪器进行测定。基础代谢率的单位为 kJ/（$m^2 \cdot h$），即每小时每平方米体表所散发的热量千焦数。

目前测量基础代谢率的方法有哪些

基础代谢率（BMR）的测定方法有三种：直接测热法、间接测热法及公式推测法。

（1）直接测热法是将被测者置于特殊的检测环境中，收集被测者在一定时间内（通过辐射、传导、对流及蒸发四个方面）发散的总热量，然后换算成单位时间的代谢量，即能量代谢率。但是直接测热法的装置较为复杂，主要用于研究肥胖和内分泌系统障碍等。

（2）间接测热法较直接测热法容易，又较公式推测法准确，是近年来广受关注的测量 BMR 的方法。其原理是根据三大产能营养素在产能时所消耗的氧气和产生的二氧化碳间存在的定比关系，在特定条件下、一定时间内通过测量耗氧量和二氧化碳生成量来计算能量消耗。近年来出现的气体代谢分析仪（又名心肺功能测试仪）所用的分析系统是目前国际通用的一种无创间接测热法系统，已被广泛应用于实验和临床研究。利用间接测热仪开展 BMR 的测量不仅可用于人群营养需要量的研究，更适用于临床对代谢相关性疾病诊治或各种疾病在营养支持中准确评估能量的需求量，分析能量来源和营养支持效果，开展个体化的应用。

（3）公式推测法只需简单的人体测量即可评估基础代谢，便于临床医学、公共卫生学及运动医学领域的实践操作和进行大样本的人群研究，因而被广泛采用。基础代谢率的计算公式有很多种，分别对应不同方法，以下仅列举其中的三种，其中最常用的为第一种方法。如计算时取以下公式结果的平均值，则更为可靠：

基础代谢率 %=（脉率 + 脉压差）–111。（Gale 法）

基础代谢率 %=0.75 ×（脉率 + 脉压差 ×0.74）–72。（Reed 法）

基础代谢率 %=1.28 ×（脉率 + 脉压差）–116。（Kosa 法）

影响基础代谢率测量的因素有哪些

（1）体表面积。体表面积大者，散发能量也多，基础代谢率测量值高，人体的体表面积与体重及身高呈正相关。据研究，我国成年人的体表面积（m^2）=0.00659× 身高（cm）+ 0.0126× 体重（kg）–0.1603。

（2）年龄和性别。女性的基础代谢率略低于男性。婴儿时期生长旺盛，基础代谢率最高，以后随着年龄的增长而逐渐降低。孕妇的基础代谢率相对较高。

（3）环境温度与气候。环境温度对基础代谢有明显影响，在舒适环境（20℃～25℃）中，代谢率最低；在低温和高温环境中，代谢率都会升高。环境温度过低可能引起不同程度的颤抖而使代谢率升高；当环境温度较高时，因为散热而需要出汗，呼吸及心跳加快，因而代谢率升高。

（4）营养及机能状况。严重饥饿和长期营养不良，身体基础代谢率的降低可多达50%。有些疾病和感染可提高基础代谢率。甲状腺功能亢进、肾上腺素升高可增加基础代谢率。

（5）甲状腺功能。甲状腺素的增多可引起基础代谢率的升高。基础代谢率的测定是临床上甲状腺功能亢进的重要诊断指征之一。甲状腺功能亢进者，基础代谢率可比正常平均值增加 40 ％ ~ 80 ％，甲状腺功能低下者，可比正常值低 40 ％ ~ 50 ％。

（6）药物及交感神经活动等因素，如尼古丁、咖啡因等因素刺激时，也可使基础代谢率升高。

为什么 2 型糖尿病患者要警惕温热理疗引起的烧烫伤

因为创伤可以引起应激性的血糖升高；血糖升高又会导致伤口不容易愈合。这样两者会互为因果，恶性循环，对治疗造成一定的困扰。

比如，笔者 2020 年收治的糖尿病患者韦某，刚开始治疗的 1 周一切顺利，效果很好。但由于自己艾灸过度造成创面，很长时间内血糖居高不下。这样的情况我们需要引以为戒。

为什么要警惕艾灸热量蓄积带来的伤害

有很多患者出现过这样的情况：刚开始艾灸一段时间，比如 3~5 天，所有的情况都在向好的方向发展。于是医护团队信心满满，误认为成功在即。但是某一天做完艾灸后出现了始料不及的情况，这种情况需要提前预防。

打个比方，吃 10 个馒头饱了，不是第 10

个馒头的作用，而是前9个馒头已经起了很大的作用。所以要警惕治疗前期的蓄积作用。

治疗是为了纠偏。疾病初期的偏性较大，治疗的偏性可以强一点。但是随着治疗的积累，疾病的偏性越来越小，对于治疗的容错率也就越来越小，治疗应该越来越谨慎，需要对前期治疗的方向做及时调整。

比如，宁夏的一名患者李某，2020年5月住院，刚开始用艾灸加中医系统治疗，体温逐渐上升近1℃，身体各方面也在不断地变好。但是在治疗1~2周后，艾灸的力度没有及时减下来，出现了艾灸过后的皮肤大面积红肿、干燥、皲裂的情况，给后期的治疗带来很大的干扰。

目前可以做哪些检查来了解自己的内脏脂肪含量

查血，化验血脂系列。

通过彩超检查脂肪肝。体内脂肪的代谢主要在肝脏内进行，如果有脂肪蓄积，通常先表现在肝脏内。肝胆彩超检查根据是否有脂肪肝及脂肪肝的程度，可以推测内脏脂肪的多少。

最直接的方法是做CT或者核磁共振（MRI）检查。

目前二维超声（US）、定量CT（Q-CT）、MRI、人体成分分析仪等新技术已成为临床上用于内脏脂肪监测的重要手段。我们更推荐无创无潜在损伤的瞬时弹性成像技术对肝脏脂肪衰减参数值的测定。

如何用影像来判断治疗后的变化

采用各种方法治疗前后，分别拍摄自己全身体型照片数张进行对比。拍照时，要求男子赤膊、穿短裤；要求女子穿泳装，这样便于看清全身的肌肉、脂肪的分布和体型情况。同时，照片要有正面、侧面和背面的。以后每隔3个月或半年再拍摄数张全身照片，然后定期将前后拍摄的照片进行对照。通过对照，可以直观形象地评价出全身肌肉、脂肪的分布情况及体型的变化情况。

代谢综合征患者如何保持疗效

在首次系统治疗取得好的疗效后，作为患者，特别是年龄偏大的患者，不应该沾沾自喜，觉得原来这个病治疗起来这么容易。

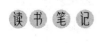

知识要点

　　乘胜追击是效率最高的方案。

读 书 笔 记

　　这类疾病是和年龄增长有关系的一类系统性疾病，所以治疗有它的复杂性和长期性。

　　第1次治疗取得好的疗效，我们应该充满信心，知道中医对这类疾病有系统的治疗方案，从而坚定信心，乘胜追击，而不应该以为"其道已了"——只是简单地运动和饮食控制而已。

　　治疗的信心很重要。第1次系统治疗能取得好的疗效，在心情方面可以给我们的治疗提供长期的支撑。

　　但是这个支撑是有保质期的。如果后期没有乘胜追击，没有持续的更好的变化作为补充，这个信心的支撑就会坍塌。所以说第1次治疗取得好的疗效只是开始，而不是治疗已经取得了圆满的结果。

　　疾病没有那么难治，但是同时也要知道疾病没有那么容易治，这才是"中"的态度。

　　希望大家能记住：乘胜追击是效率最高的方案。

住院一次的"保质期"是多长时间

　　广汗法有一句名言叫"向量随时调，就像开车盘山道"。出院后还能有多长的盘山道和住院时候方向是一致的，决定了保质期的长度。

有患者朋友问，是不是住一次院病就能全好呢？

不是的，住院是有保质期的。保质期就是每次集中规范治疗以后，身体可以保持在一个相对正常范围的时间。

一般情况下，系统治疗第 1 年，每次住院之后保质期在 2~3 个月；第 2 年每次住院之后，保质期在 4~6 个月；第 3 年开始，每次住院之后，保质期在 10~12 个月。

真正能让身体在一定时间内保持相对健康、不生病的状态一定与自己各方面的生活习惯有关，当然这也和各个阶段的治疗目标不同有关。

生活习惯需要定期去调整、规范，有一个从不适应到适应，到"随心所欲不逾矩"的过程。而疾病系统的治疗也有一个连续、系统的"三因制宜"的过程。

保质期期间需要吃药吗

因人而异。总体来讲，患者年龄越大，保质期期间用药的概率越大。而患者年龄越小，自身调节能力越强，在第3次住院后保质期期间用药的概率就会小一点。

当然，这只是大概情况。也有年龄较大、但是自身调节能力强的；也有年龄较小，但是自身调节能力弱的，不能一概而论。

保质期期间也需要一直喝汤药吗

多数情况下，保质期期间是不需要系统服用汤药的。可以服用一些纯中药的片剂、水丸或茶包。

如何让一位急切的2型糖尿病患者坚持纯中医治疗方案

首先，告诉他不要着急，情绪波动对血糖影响很大。目前的血糖水平在逐步下降中，经过系统治疗会逐步变好。加强机体代谢功能，提高胰岛素利用率，实现血糖下降需要一个过程。

其次，就目前医学来讲，"没有降不下来的血糖"，区别是用什么样的方案。西药能快速降低血糖，但经常或长期使用会带来较多不良反应。中医素来有"药食同源"的说法，用对了，没有不良反应，而且会有快速且明显的效果，但摸索精准方案需要一些时间。中医的方案比西医更个体化，所以制订和完善方案更需要耐心。中医的更大好处还在于可以改善除血糖高以外的伴随问题，"中医治人，人治病"可以说是一揽子健康管理方案。

再次，血糖和哪些因素有关呢？广汗法认为血糖与饮食、运动、情绪、作息、出汗、体温、年龄这七个因素有密切关系，前面这六点是可以通过干预来控制的，唯独年龄不可以。年龄是不可逆的，而2型糖尿病和年龄关系很大，这就需要患者自身努力，尽量在年龄增长的过程中，让身体保持一个相对好的状态，在有生病趋势时迅速而规范地求助于广汗法医务人员。医患配合起来，才能达到预期的效果。再来说说前面六点，饮食和运动是最容易调整的，所以治疗初期停西药并且血糖平稳比较容易，但接下来的情绪、作息、出汗、体温都要难调节很多，这就需要一个比较长期和定期的系统治疗过程。

广汗法针对患者血糖的管理是有不同阶段的。一般情况下，最开始是损谷阶段，接下来是消谷阶段，达到治标效果后，就需要进行到更复杂的治本——磨谷阶段。这些阶段是连续的、有机配合的、不可互相替代的。不能认为刚开始很容易见效，就自以为已经了解了广汗法治疗 2 型糖尿病的机理和实践，这对后期的配合是有坏处的。年龄在不断增长过程中，一定要在其他各个方面学习、实践得更好，才可能"随心所欲不逾矩"。

☆微课视频
☆科普课程
☆健康饮食

扫码获取

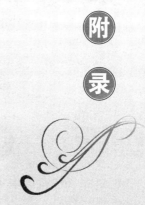

附录

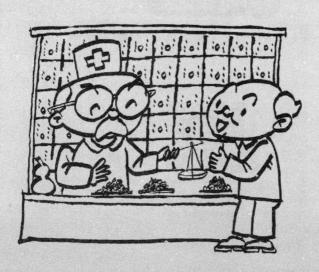

糖尿病人如何科学降血糖？

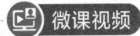 **微课视频**

💧 看配套视频，深入理解本书内容。

科普课程

💧 这些注意事项糖尿病人一定要谨记！

健康饮食

💧 糖尿病人饮食指南，照着吃，血糖不用愁。

微信扫码
查看视频讲解

根治的策略与细节

从 2012 年 4 月发表《从中医学角度看根治银屑病》到现在，在研究"根治"这条路上，笔者和整个广汗法团队已经跋涉了很久。

不是某一个病需要"根治"，而其他的疾病不需要，而是疾病多数情况下都需要从"根"来治，才不会偏离方向、缘木求鱼。本文作为附篇，似乎和糖尿病的治疗没有直接关联，实则关系甚大，借鉴其他疾病"根治"的思路，糖尿病的治疗才不会跑偏。与广汗法提的"根治"相对应，是西医专家提的糖尿病"逆转"。2021 年 5 月 15 日，在北京召开的"2 型糖尿病逆转中国专家共识"定稿会上，北京大学糖尿病中心主任纪立农教授分析说："中国 2 型糖尿病患病率 30 多年来增长了十几倍，很明显这种增长不是因为中国人群的遗传背景发生改变导致的，而是生活方式剧变的结果。我近两年的临床体会是只要让高体重、新诊

知识要点

　　疾病多数情况下都需要从"根"来治，才不会偏离方向、缘木求鱼。

177

断的 2 型糖尿病患者关注体重，教会他们计算 BMI、共同设定体重控制的目标、积极鼓励他们通过改变不良生活方式来控制体重，基本上所有体重有明显改善的患者在不用药物治疗的情况下糖尿病都可以得到逆转。很多病史不长、高体重型的 2 型糖尿病患者在体重有明显改善后可以停用降糖药物。糖尿病逆转不只是血糖的改善，还会借此契机带来患者生活方式、健康理念、人生态度、家庭关系的积极改变。同样重要的是，体重的正常化或显著改善还会减少与肥胖相关的其他疾病如心脑血管疾病、肿瘤、脂肪肝、高血压病、呼吸睡眠暂停综合征和关节疾病发生的风险。糖尿病逆转应该被旗帜鲜明地提出，不必犹豫。"纪立农教授提出，本次"共识"的出台将成为具有历史意义的事件，希望 5 年内能惠及国内至少 10 万 ~20 万新诊断的肥胖型 2 型糖尿病患者，让他们终身获益，让他们的家庭受益，让国家受益。

"共识"中"患者生活方式、健康理念、人生态度、家庭关系的积极改变"与广汗法讲的"根治"几乎完全一致。这说明了，无论中医或者西医，都在"以人为本"而不是"以

知识要点

糖尿病逆转不只是血糖的改善，还会借此契机带来患者生活方式、健康理念、人生态度、家庭关系的积极改变。

病为本"的策略转变中，虽然具体战术和对象上还有很多区别，但是在战略上已经取得了共识——尽量少用药、尽量多健康。

如何做到"尽量少用药、尽量多健康"呢？广汗法健康管理体系从《黄帝内经》"治病必求于本"出发，对于"根治"的心得有这么三点：①尊重人体、尊重症状；②谨熟阴阳、执中纠偏；③方向为基、成败在细。以下分别叙述。

一、尊重人体——从"发热诱导"案例谈挖掘人体自愈能力

郭某，女，39 岁，山西人。2019 年 1 月 13 日上午初诊。自诉 2017 年经查得知子宫萎缩，2018 年全年月经 3 次，经量越来越少。2018 年全年体重增加 7.5kg。刻下：精神好，食欲好，睡眠好。大便两日 1 次，小便正常。平素汗少，夏天也不易汗出，足凉，面热。舌淡，舌边齿痕，舌下瘀，左脉细弦，右脉滑有力。补述：平素很不容易发热，已有 5 年以上体温不曾升高。

广汗法针对女性，特别是有腹部症状的女性，治疗时特别强调先让腹部热起来，此例患者明显上热下寒，中焦不畅。治从下焦入手，

以温经汤加减：川芎 12g，赤芍 12g，生甘草 12g，当归 12g，北沙参 12g，益母草 30g（因为月经量少、次数少，用益母草替换阿胶），肉桂 12g，牡丹皮 12g，姜半夏 15g，五味子 18g（因有轻微咳嗽，用五味子代替麦门冬），吴茱萸 18g。以生姜 18g 为引，嘱逐日增加生姜的剂量。

因治从下焦入手，故药物在饭前吃，直接作用于下焦，熬一次分 3 次温服。1 天吃 3 次，第 1 周每 1 剂 / 日，吃 6 天歇 1 天。第 2 周也是吃 6 天歇 1 天，先逐渐增加剂量，每日增 1 剂，分别为 2、3、4 剂，出现变化时"中病即止"，可以逐渐减量（因为是门诊治疗，不方便监测，不敢剂量增加过多，没有明显变化时，也嘱患者减量），分别为 3、2、1 剂。

嘱要严密注意服药后的变化。希望服药之后，身体各方面状况按如下的步骤出现变化：①小腹发热；②足热；③月经来；④体重减。

同时特别叮嘱，如果出现发热的话，在安全的前提下，千万不要急于退热。

2019 年 1 月 27 日复诊：患者首先反馈的服药效果是出现发热。服药后第 3 ~ 4 天，出现恶寒、发热，体温最高 38.6℃，未服药，自行退热。发热后，身体出现如下变化：①体重降低 1.7kg；②基础体温至少升高 0.3℃，原先基础体温一般为 36.1℃，也有达到 35.9℃的时候，目前为 36.4℃；③脚变热，手部温热，面红减轻；④月经来，并且持续 5 天，量明显比平常多。

可以说，初诊希望服药出现的变化，除了第一步的"小腹发热"没有实现外，其余所有的预期都提前实现，超过了患者和笔者的预期。如果没有"发热诱导"的作用，两周之内出现如此大的变化，怕是不可能的。

笔者在近年的临床中发现吴茱萸类方、桂枝类方及其他温热类方药，甚至不是温热类的方药，还有一些纯中医的治疗手段，的确有诱导体温升高乃至发热的作用。当然需要大家关注的不仅有方药和治疗的种类，更有运用的方式，比如此例患者就用到了广汗法体系中特别强调的"将息法"（将息法是围绕治疗目标增减治疗剂量的方法，在广汗法门诊和住院治疗中被广泛采用，取得了预期效果）。二诊时患者左关细弦，右关细滑，舌苔薄白腻，舌下深红有瘀，仍无汗。睡眠很好。于 1 月 13 日方加生麻黄 5g,嘱继续使用将息法服用。

2019 年 6 月 16 日随访,半年内发热 3 次;月经每月按时来,月经量可,偶尔会提前;体重从治疗开始后减轻 8 kg。

按:此例患者疗效很好,也验证了中国科学院生物化学与细胞生物学研究所陈剑峰研究组的最新研究成果(该成果发表在国际免疫学权威期刊《免疫》上)在临床上的意义。

2013 年前后,广汗法已经发表了一系列关于重新认识发热的文章,如正视发热、享受发热、感激发热、珍惜发热、创造发热等,并且在笔者《伤寒理法与经方临床》等专著中反复提到重新认识发热的必要性。

现代科学家从另一个角度也证实了广汗法之前的纯中医实践的正确性,希望更多的中医同道共同关注"发热"可以治愈很多疾病的临床规律,或者说,"发热"为很多疾病的治疗提供了条件、扫清了障碍、铺平了道路的规律,共同重视这个规律,以期造福更多患者。

本书正文中反复提到,2 型糖尿病与基础代谢率低之间的关联,基础体温升高会提高基础代谢率,加速内脏脂肪的代谢,从而达到治疗 2 型糖尿病的目的。此例患者为我们

治疗 2 型糖尿病提供了诸多思考和启示，我
们会在这条路上继续努力。

二、谨熟阴阳中——治痤疮先别"阳证阴证"

痤疮，中医称为"肺风粉刺""酒刺""面
疱"等，好发于面部。初期为皮色丘疹、白
头或黑头粉刺、脓疱，后期可出现结节、囊肿、
毛孔粗大、瘢痕及色素沉着，严重影响容貌。
中医方法多从热论治，笔者临床所见，求治
患者中以热为主者并不多，故遵《黄帝内经》
"察色按脉先别阴阳"之旨，主张辨治痤疮
应首分阴阳。

现今中医临床受唐以后论说影响较多，
具体到痤疮，《外科正宗·肺风粉刺酒齄鼻
第八十一》曰："粉刺属肺，齄鼻属脾，总
皆血热郁滞不能散……内服枇杷叶丸、黄芩
清肺饮。"《外科大成·肺风酒刺》曰："肺
风由肺经血热郁滞不行而生酒刺也。"《医
宗金鉴·外科心法要诀》曰："此证由肺经
血热而成。每发于面鼻，起碎疙瘩，形如黍屑，
色赤肿痛，破出白粉汁，日久皆成白屑，形
如黍米白屑。宜内服枇杷清肺饮，外敷颠倒散，

缓缓自收功也。"但在众多的"血热"说中也不乏独特的观点，如《外科启玄》曰："肺气不清，受风而成，或冷水洗面，热血凝结而成"，此说与《素问·生气通天论》中"汗出见湿，乃生痤痱……劳汗当风，寒薄为皶，郁乃痤"之说颇有渊源。

汉代及汉代以前的中医学对于寒凉致病是非常重视的，而随着气候的变迁和医家的矫枉过正，唐代及之后的中医学对于温热致病越来越重视。这是我们在参考浩如烟海的中医文献资料时必须明了的学科变迁背景。如何以古老中医学应对当今的临床问题呢？笔者认为有两个原则，一是参天地之变、古今之说；二是以见症为准，不可固执定见。

痤疮的中医阴阳辨证，与西方皮肤病学对痤疮的分级极为合拍。西方常用的两种痤疮分级方法为 Pillsbury 法和 Gollnick（1998）法。两种方法均把痤疮依病情严重程度分为四级，分别为 I 度、II 度、III 度、IV 度和轻度、中度、重度、很严重。笔者将以上两种分级法给予阴阳归类，发现 Pillsbury 法以病位深浅为分级依据，如 II 度仅为浅在性脓疱，III 度则出现深在性炎症性皮疹；Gollnick 法以皮损的形态为分级依据，轻度、中度仅有粉刺和丘疹脓疱，而重度、很严重则出现了结节、囊肿窦道和瘢痕。顺理成章，笔者简单将病位浅的，皮损以没有显著郁结的粉刺和丘疹、脓疱为主的痤疮辨为阳证痤疮；而将病位深的，皮损以有显著郁结的结节、囊肿窦道和瘢痕为主的痤疮辨为阴证痤疮。

其实在前面提到的痤疮中医文献中也多数提到了痤疮形成有"阴"的一面。《素问·生气通天论》中说"郁乃痤"，《外科正宗》中说"血热郁滞不散"，《外科大成》中说"肺经血热郁滞不行"，《外科启玄》中说"热血凝结于面所有"。其中提到的"郁""郁滞""凝结"都是不通之意，即笔者所谓的"阴证"之意。但可惜的是，到了对后世影响极大的《医宗金鉴》，便只剩下"阳证"。"此证由肺经血热而成"之说把痤疮成因中非常重要的"阴"的一面挡在了后世医患的视野之外。

辨别痤疮成因中"郁"和"热"何者为重，绝非纸上谈兵，其直接关系到治疗的方向选择问题。I度痤疮以粉刺为主，多热重而郁轻；II度痤疮以表浅的炎症为主，表现为红、肿、热、痛，热毒重，但不能忽略郁；III度

知识要点

到了对后世影响极大的《医宗金鉴》，便只剩下"阳证"。"此证由肺经血热而成"。

痤疮病位转深，以出现结节为特征，外观上有时反而不及Ⅱ度炎症明显，但治疗时要化掉已经成形的结节（《黄帝内经》云"阳化气，阴成形"），要比治疗Ⅱ度痤疮付出更多的时间和耐心，治疗不可只想到清热，要更多地想到开郁散结，用到温通药物的概率也要高很多；Ⅳ度痤疮为集痤疮皮损类型之大成者，也称聚合性痤疮，以出现囊肿和瘢痕为特征，病位深在，治疗时温清消补均可用到，特别要提到的是对于气滞、血瘀、痰凝俱结为毒的Ⅳ度痤疮，会常常用到炮甲珠、全蝎等虫类药，用以走窜开郁。

历代文献中推崇的枇杷清肺饮只适用于Ⅰ度痤疮，但因Ⅰ度痤疮就医的患者比例极小，故其用武之地很少。Ⅰ度痤疮患者更多会自行选购一些外用的药物和化妆品。需要提醒患者的是不要以控制出油为治疗目的。皮肤的油腻状态是身体整体状况的局部反映，以外用药物控制出油，只会导致越控越油的局面出现。如果有方便选购的枇杷清肺饮中成药出现，将是Ⅰ度痤疮患者的福音。

Ⅱ度痤疮笔者多用温酒送服防风通圣丸治疗，或者以五味消毒饮酒水各半煎服，以药后微汗得效最捷。历代文献中提到的外用药颠倒散对于局部炎性痤疮疗效非凡，可以根据局部皮损干湿状态不同选用香油调、茶水调、酒调、醋调等。可惜如今市面上买不到颠倒散的成药。

Ⅲ度痤疮的治疗笔者多以桂枝茯苓丸与保和丸配合服用，舌脉无明显热象的可用温酒送服。桂枝茯苓丸以桂枝（此方中桂枝笔者用免煎剂的起始剂量即为90 g，使用许多年，自以为有利无弊，仅供同道参考）为君药，药性偏温，如果没有对于痤疮阴证的清晰认识，医者多不敢用此方。阳证易治阴证难调，Ⅲ度与Ⅳ度痤疮均为阴证，医者与患者要达成共识，治疗须有耐心和定力，不可急于求成，否则欲速则不达。

Ⅳ度痤疮与体质关系更密切。针对皮损，笔者多采用赵炳南全虫方、仙方活命饮、大黄蛰虫丸等加减，而针对体质则只能圆机活法，因其为阴证，故无论如何辨治，当不忘温通。笔者7年前曾治疗一名20岁女性，痤疮反复数年，阳证之状已无，诊时面部远观无皮损，然以手触之却如老树之皮，弹性全无。其人口干而不能饮，饮则立溲，舌脉无热象，以金匮肾气丸及五苓散方为主治疗，4月而愈，下焦气化及面部弹性均恢复。数年后随访，身体健康，皮损未再发作。

以上提到的都是根据痤疮的皮损为主大致的辨治情况，旨在提醒医者不可忽略阴证痤疮。痤疮的治疗绝非如此简单，越是难治的患者越需要机体整体状态的支持，简单易治的可以更多依赖疾病辨证、皮损辨证，而复杂难治的与体质、饮食、睡眠、月经、情绪和工作节律等均有关系，脱离中医的四诊合参将寸步难行。

现今2型糖尿病患者大多基础体温较低，导致基础代谢率低，总体处于偏"阴"的状态，通过阴证痤疮的治疗，希望大家明白阴证2型糖尿病治疗的大方向。

三、单有正确的方向远远不够——精细的分类、治疗的细节是决胜关键

一老教授，因终日畏寒，经常感冒，于某年夏天来诊，自谓背部怕冷，既不能洗冷水，也不能睡凉席。据其脉证，拟桂枝汤原方合玉屏风散，服5剂后身暖如日浴，嘱其再服上方。适逢生姜用完，遂煎无生姜的桂枝汤服用。

不料，服了没有生姜的枝枝汤，全身瘙痒难忍，且不得汗出，皮下郁郁不畅，十分不舒适。又来与笔者面商，问是否有何变故？当即为其测血压，诊脉察舌，听心脏，未见何特殊体征。诸身一如常人，料无妨碍，不必易方，嘱其觅生姜置药中再煎服。当日又进上方1剂，因诸药齐备，药后身痒止，仍如前述，身暖如热浴温煦。病者惊叹不已，生姜一味，居然如此重要。

我们日常开方时是否注意到了生姜的重要性呢？

以上案例出自陈瑞春先生的《伤寒实践论》，题为《桂枝汤中不可缺生姜》。

从这个案例中我们看到：不用生姜则不得汗出，皮下郁郁，全身瘙痒；与之相反，用了生姜则应该有微汗出，阳气内蒸而如日浴，遍身温煦。从中似乎可以得出生姜开腠解表的作用在桂枝汤中的地位，但是事实是否是这样呢？

学习经方，笔者认为"理、法、方、药、量、用"几个方面同等重要，方、药的变化显示的是理、法，量、用的关注显示的同样是理、法。如果没有对于理法的重视，学习方、药会流于肤浅，学习量、用会流于机械，本文仅以生姜一味在桂枝汤中的变化来试着刨根问底，仅为初探，供同道参考。

先来看桂枝汤加姜的变化。

一为《金匮要略·血痹虚劳病脉证并治第六》云："血痹阴阳俱微，寸口关上微，尺中小紧，外证身体不仁，如风痹状，黄芪桂枝五物汤主之。"用黄芪桂枝五物汤治疗"外证身体不仁"，黄芪补表气之虚是仲景用黄芪的一个规律，去甘草之守中，重用生姜使身体的气血趋向于表，以解决在表之气血运行不畅，痹阻不通的问题。生姜六两在此处是开腠解表，还是引气血达表需要进一步思考。

二为《伤寒论》第 62 条云："发汗后，身疼痛，脉沉迟者，桂枝加芍药生姜各一两人参三两新加汤主之。"这是一个气血暂时不足导致不能荣养肌表的身痛证。肌表失于荣养，于是仲景在桂枝汤原方的基础上增加了生姜，并增加了人参补中、芍药止痛。这里的生姜四两是引气血达表，还是开腠解表呢？笔者认为应该是后者，或者是两者兼有。

裴永清先生曾以桂枝加芍药生姜各一两人参三两新加汤治疗：王某，女，26 岁，产后月余，近 10 余天周身肌肉和关节酸楚，疼痛难忍，兼见全身皮肤起红色湿疹。本院诊断为风湿性关节炎，但"血沉""抗 O"均正常，服西药无效，时值夏月，身着大棉衣并紧束袖口，余询知其汗出恶风。查其舌淡脉弱，病发于产后，遂以正虚身痛论治。投桂枝加芍药生姜各一两人参三两新加汤 3 剂，汗止痛消，诸症悉除（其身上红色湿疹乃因天暑衣厚，汗出衣湿所致）。这里我们需要考虑的是，如果本案用黄芪桂枝五物汤，结果会怎样？也许从脉象上来分辨可以找到此两方理法上的分别，微与紧是气血不足于表，不能温养肌表的明证；而沉、迟是气血不足于里，气血不能由里达表所致。《御纂医宗金鉴》中的这段话可以帮助我们更好地认识两方的区别："黄芪五物汤，治因虚召风，中人经络而病半身不遂者……此方君黄芪而补卫……其功力专于补外，所以不用人参补内、甘草补中也。"黄芪补外，人参补内，甘草补中，说得何其明白。

至此我们似乎可以认为生姜在桂枝汤中的作用引导身体的气血趋向于表，开腠解表。与众多的补药配合，表虚则去甘草而加黄芪，里虚则不用黄芪而用人参、甘草，起到攻补兼顾，"中土长虑"的效果。至于为什么开腠不用麻黄，而用生姜，应该与患者体质是虚还是实有关，有的学者这样解释《伤寒论》中的风与寒：中"风"者为偏于疏泄、偏虚的患者，而伤"寒"者为偏于闭秘、偏实的患者。"风"或者"寒"与患者自身的体质有关，而与所受的邪气无关。笔者认为这是理解《伤寒论》的一种重要的思路，应该重视。

再来看桂枝汤去姜的变化。

当归四逆汤可以看作桂枝汤去姜的变化。《伤寒论》中第 351 条："手足厥寒，脉细欲绝者，当归四逆汤主之。"证属血虚不能荣养四末，桂枝汤去达表开腠的生姜，加当归三两、细辛三两、通草二两引导身体的气血趋向四末，通散寒凝。

如果不是脉细欲绝，而是脉微而紧，可不可以去掉当归，加黄芪呢？

如果不是脉细欲绝，而是脉沉迟，可不可以去掉当归，加人参呢？

应该是可以的。当然，这些并不影响我们认为生姜在桂枝汤中的作用是达表开腠。

但是看看 351 条后半段："若其人内有久

寒者，宜当归四逆加吴茱萸生姜汤。"明确
的"内有久寒"，对于我们刚刚建立起来的
生姜"达表开腠"的认识，是个强有力的冲击。

血虚不能荣养四末，"内有久寒"加生姜
半斤、吴茱萸二升。这个方子服后会出汗吗？

同样用到生姜、吴茱萸的还有温经汤，"问
曰：妇人年五十所，病下利数十日不止，暮即
发热，少腹里急，腹满，手掌烦热，唇口干燥，
何也？师曰：此病属带下。何以故？曾经半产，
瘀血在少腹不去。何以知之？其证唇口干燥，
故知之。当以温经汤主之。"温经汤的病位
应该在少腹，是否当归四逆加吴茱萸生姜汤
的病位也可以考虑为少腹呢？

谈及少腹，还有一张方子叫暖肝煎，病位
也在少腹，也用了生姜。

"内有久寒"用生姜，温经汤用生姜，暖
肝煎用生姜，病位都可以考虑为少腹，用一
句话概括，能否认为生姜在使用桂枝的一类
方中还有一个作用为"温散少腹寒凝"呢？

但是用这个新的认识，去认识茯苓甘草
汤，又出现了新的问题……

无限的组合，无限的规律，我们永远不
能满足于用已知的认识，去概括未知的真实。

知识要点

永远不能
满足于用已知
的认识，去概
括未知的真实。

真理是有它的边界的，哪怕是跨出一小步，也就变成了谬误。

敬畏，也许应该是一个中医人永远的态度，只有这样，才可能一点一点地继续进步。要敬畏先贤发现的规律，敬畏自然本身的奥秘。

关于使用生姜的细节问题，在没有更好的心法之前，按照"原方、原药、原剂量比、原用法"的"四原"用法去用，是最现实的正确策略。

扫码获取

☆ 微课视频
☆ 科普课程
☆ 健康饮食

根治与无执

　　《道德经》第二十九章讲："是以圣人无为故无败，无执故无失。"指不胡乱地干预就不会失败，不固执而顺应本来的规律就不会有过失。

　　最好的方法是像水一样，水是随时变化的，水的流行是"该怎样，便怎样"，临证治病何尝不是这样，"该怎样，便怎样"貌似废话，细细想来却是为医的最高境界。

　　根治是目标，强调"缓则治其本""治病必求于本"；无执是保证"根治"的思路，临证需要"该怎样，便怎样"，不能拘于师门宗法、不能囿于思维惯性、"不可以得效之故而久用之"（李东垣语），在这方面，金元诸医家给我们做出了很好的示范。

一、从"无执"看寒凉派是否寒凉

　　金元四大家之首的刘河间，开创了史称

"寒凉派"的医学流派，但是细究后发现，视刘河间为"寒凉派""主火论"者，是"见其偏而未见其全"。河间的思维贯穿人与自然，河间的学说不仅重方，而且更重疾病机理，河间的实践重寒凉而不固执于寒凉，于是笔者认为，河间本"无执"，后人当以"无执"之心看河间、学河间才称得上"中"。以下详细解说。

1. 谨候气宜，无失天信

《汉书·艺文志》载"经方十一家"，并谓"经方者，本草石之寒温，量疾病之浅深，假药味之滋，因气感之宜……及失其宜者，以热益热，以寒增寒，精气内伤，不见于外，是所独失也"，可见经方学派是以娴熟运用方药，"假药味之滋，因气感之宜……反之于平"而著称，而非当今一些医家认为的用"经验方"而不讲理。

经方学派不仅讲理，而且讲的是"人与天相应"的大道理——"因气感之宜"，即顺应自然变化的规律，勿"失其宜"。

《汉书·艺文志》中的"气感之宜"，应该就是《黄帝内经》中的"气宜"。也许我们可以大胆地推测：在人与自然更亲近的汉代及之前，"气宜""气感之宜"是大众都能明白的流行词汇，只是在人与自然越来越远的后世，才对于自然对人的指引越来越陌生了。

何谓"气宜"？《中国医学大辞典》认为指"六气各有所宜也"。《黄帝内经》中讲"气宜"有两篇，一为《素问·至真要大论》，一为《素问·六元正纪大论》，都在运气七篇大论之中。运气七篇大论都是讲天地的，于是我们可以建立一个朦胧的印象——"气宜"是讲天地的。

《素问·至真要大论》言："谨候气宜，无失病机，此之谓也""审察病机，无失气宜，此之谓也。"《至真要大论》是《素问》第七十四篇篇名，论六气司天，六气在泉。有正化，有胜复，有主客，有邪胜。其以"至真要"名篇者，因司天在泉之精气，乃天一之真元，治病者无伤至真，为养生之至要，故名。马莳注："在天地为气宜，而在人身为病机。"先生解释"气宜"时说："'气宜'，即六气之所宜。"换言之，亦即正常气候变化规律。

《素问·六元正纪大论》言："无失天信，无逆气宜""天地升降，不失其宜。"《六元

知识要点

"气宜"，即六气之所宜。换言之，亦即正常气候变化规律。

正纪大论》是《素问》第七十一篇篇名，论六气之司天在泉，及间气之加临。先生解释"天地升降，不失其宜"时说："'天'指司天之气，'地'指在泉之气，'升降'指司天在泉之间的循回运转，'宜'指正常，'天地升降，不失其宜'，其义与前句'使上下合德，无相夺伦'相似，均指使司天在泉之气循回运转正常。"

无论是"谨候""无失"还是"无逆"，都讲到了天地之"气"的不可违逆。比单讲人体的"病机"境界更大，眼界更宽，出发点更高。

将"气宜"写入书名的临床家很少，而刘河间便是其中之一，这点足以显示刘河间的伟大。刘河间有此认识，得益于他及他所处的时代对于运气学说的重视。

五运六气学说是古人对自然界气候变化规律的认识论，河间主要讲运气分主四时，在《素问玄机原病式》中，河间多讲小运、主气，肯定了自然界气候变化规律的客观存在。然河间亦讲大运与客气，其研究运气之要有三：第一，《图注素问要旨论》全面发挥运气学说，与《黄帝内经·素问》七篇大论和《天元玉册》相互发挥；第二，从病机发挥运气亢害承制，以《素问玄机原病式》《伤寒直格》为代表，倡言五行之理，过极则胜己者反来制之之说；第三，依傍宋人理学而言五运六气，以《素问病机气宜保命集》为代表。

以自然之理来解释人体与疾病，笔者认为这是河间的高明之处。人体本来就是自然界的一部分，能更好地顺应自然的规律，能动地化解自然界对人体不利的影响，便可以保持人体的"长治久安"。

河间论运气自然之理不仅在理论上，更有临床上的体现。如其用四物汤有四时增损之法：春倍川芎，夏倍芍药，秋倍地黄，冬倍当归。他认为这样服用是顺四时之气，怕药力不足还可以加四时辅助之药，即春加防风，倍川芎成防风四物；夏加黄芩，倍芍药成黄芩四物；秋加天门冬，倍地黄成天门冬四物；冬加桂枝，倍当归成桂枝四物。

2.审察病机，"亢害承制"

受理学思想影响，河间辨病、论治务在求理，故其对于疾病机理的重视是有目共睹的。在《黄帝内经》理论基础上，辩证地、而不是一成不变地剖析了疾病的病因、病机、病证、

199

脉治，以及邪正盛衰之间的相互关系，从而给予当时"按证索方"的风气以严厉的抨击。

河间对于《素问·至真要大论》中病机十九条有深入研究，"取象比类"来发挥病机十九条，将病机十九条的内容，分属五运主病和六气主病，将病机十九条176字，演增为277字的辨证纲领，并增补了"诸涩枯涸，干劲皴揭，皆属于燥"一条，使《黄帝内经》的六气病机臻于完善。同时，以天地自然变化规律，反复辨析病机，阐发两万余言。由于当时社会滥用温燥的弊端，导致河间所接触的患者多为阳刚之体，所患多热病，于是河间对火热病机的阐发尤多，并且提出了"六气化火"理论，

河间为金元四大家之首，其阐发中医病机，为后世的中医病机研究做了表率。在其影响下，李东垣、朱丹溪、张从正及明清医家重视病机的探讨，使中医的不同学说相互争鸣，对中医学的发展起到了推动作用。

河间对于病机的研究可谓入微，如辨"热极似寒而非真寒，寒极似热而非真热"时，以吐下霍乱为例，他强调："或云热无吐泻，止是停寒者，误也。大法吐泻，烦渴为热，

知识要点

不可仅以脉为凭：热者脉当实大而数。或损气之液过极，则脉亦不能实数反而弱缓，虽尔亦为热矣。

200

不渴为寒……但寒者脉当沉细而迟，热者脉当实大而数。或损气亡液过极，则脉亦不能实数而反弱缓，虽尔亦为热矣。"思维缜密，足资效法。

将"亢害承制"引入病机的讨论也属于河间的创举。"亢害承制"源于《素问·六微旨大论》，含义为：六气亢盛就会产生损害，所以自身内部会有相应的气来制约它，有所制约后才能生化。如果亢盛无制，就会使生化之机败坏紊乱，从而产生病变。由此说明了五运六气间的相互平衡、制约关系。

"如春令，风木旺而多风，风大则反凉，是反兼金化，制其木也；大凉之下，天气反温，乃火化承于金也；夏火热极而体反出液，是反兼水化制其火也。"这种辩证地看待复杂问题的方法，可以解释临床上出现的复杂的、似是实非的假象。"亢则害，承乃制，故病湿极则为痉，反兼风化制之也；病风过极则反燥，筋脉劲急，反兼金化制之也；病燥过极则烦渴，反兼火化制之也；病热过极而反出五液，或为战栗，恶寒反兼水化制之也……兼化者乃天机造化抑高之道，虽在恍惚之间而有自然之理。"由此，我们知道这种"反兼胜己之化"是自然界的固有规律，并且正是因为这种规律的存在，才能使六气维持正常，气候也就不致太过或不及，万物才能生化不息。

复杂的疾病，需要有复杂的思维与之适应，河间用"亢害承制"来告诉我们病机的复杂性。察机时需要重视，论治时同样不能松懈，"其为治者，但当泻其过甚之气，以为病本，不可反误，治其兼化也……夫五行之理，甚而无以制之，则造化息矣。"实质仍是治病求本之意。河间用"亢害承制"来扭转当时察机论治停留在表象的倾向，如下利专主白寒赤热，厥逆专主寒证等。

总之，自金元之后，中医学重新回到了重视疾病机理的轨道上，虽为时势所然，但河间的开山之功亦不可没。

3. 全而不偏，重视脾胃

河间阐发"火热论"，但并不是唯寒凉攻邪论者，"寒凉"只是针砭庸医的"不识证候阴阳，不明标本，滥用热药"之举。其主张的"审其脏腑六气虚实，明其标本，如法治之"，正合"见病知源、治病求本"的中医大法。对虚寒病证，会选用温补之剂，如《黄帝素问宣明论方·补养门》中，就有如双芝丸、内固丹、大补丸、水中金丹、丁香附子散，方中所用诸如附子、沉香、肉苁蓉、菟丝子、茴香、巴戟天等，均属温燥之品。其所创立的地黄饮子，为后世医家喜用的名方，亦属温补之剂。

仍以四物汤为例，河间根据主症与兼症的不同，寒温补泻兼施，创立了诸六合汤方，如血虚而腹痛，微汗而恶风，四物加芍、桂，谓之腹痛六合；如风虚眩晕，加秦艽、羌活，谓之风六合；如气虚弱，起则无力，加厚朴、陈皮，谓之气六合；如发热而烦，不能安卧者，加黄连、栀子，谓之热六合；如虚寒脉微，气难布息，不渴，乏力，身凉微汗，加白术、茯苓，谓之湿六合；如妇人脐下冷，腹痛，腰脊痛，加玄参、苦楝，谓之玄参六合汤。这些均体现了河间临证思维通达，并不拘泥于寒凉。

河间对于脾胃的重视，可以从其运用白术的记述中看出。《黄帝素问宣明论方》一书 351 方中，58 方中使用了白术，其中正方 53 首，加减方 3 首，配方 2 首。例如白术汤治妊娠血液虚衰、痿弱、难以运动、气滞痹麻等症，此乃脾胃虚损、荣卫不能宣通所致。方用白术三两，寒水石、当归、黄芩、芍药、

知识要点

牡蛎白术散治漏风，或汗多，不可单衣，食则汗出，多如液漏，久不治则为消渴，乃因饮酒中风所致。

读书笔记

人参、石膏、干葛、防风、缩砂仁、川芎、甘草、茯苓各一两，木香一分。上为末，每服三钱，水一盏，生姜三片，同煎至六分，去滓，温服，食前，日三服。牡蛎白术散治饮酒中风，或汗多不可单衣，食则汗出，多如液漏，久不治为消渴疾，方用牡蛎（焙赤）二钱、白术一两一分、防风二两半，上为末，每服一钱，温水调下，不计时，如恶风，倍防风、白术，如汗多面肿，倍牡蛎。以白术调中汤治饮食冷物过多，痞闷、急痛、寒湿相搏、吐泻腹痛、上下所出水液澄彻清冷、完谷不化、小便清白不涩、身凉不渴、脉迟。方用白术、茯苓（去皮）、红皮（去白）、泽泻各半两，干姜（炮）、官桂（去皮）、缩砂仁、藿香各一分，甘草一两。上为末，白汤化蜜少许，调下三钱，每日三服。附子丸治阳气少、阴气多、气血不行所致之病症，症见身寒如从水中出。方用附子（炮）、川乌头（炮）、官桂、川椒、菖蒲、甘草（炙）各四两，骨碎补（炒）、天麻、白术各二两。上为末，炼蜜为丸，如桐子大。每服三十丸，温酒下，空心食前，日三服。白术散治疗伤寒杂病一切吐泻、烦渴霍乱、虚损气弱及酒积呕哕。方用白术、茯苓（去皮）、人参各半两，甘草（炙）一两半，木香一分，藿香半两，葛根一两。上为末，白汤调下二钱，烦渴者加滑石二两，甚者加姜汁续续饮之。人参白术散治疗遍身燥湿相抟，玄府致密，发渴，饮食减少，不荣肌肤，方用人参三钱，白术七钱，薄荷半两，缩砂仁三钱，生地黄、茯苓、甘草各半两，黄芩一钱，滑石三两，藿香三钱半，石膏一两。上为末，每服三钱，水一盏，煎至六分，去滓温服，食前，日进二三服。茯苓加减汤治胃中积热，食已辄饥、身黄、面黄瘦、心憎烦、胸满胁胀、小便闷赤。方用赤茯苓、陈皮、泽泻、桑白皮各三两，赤芍药、白术各四两，人参、官桂各二两，石膏八两，半夏六两。上为末，每服三钱，水一盏，入生姜十片，同煎至八分，去滓，不计时候……这些均能看出河间临证的全面，及对于脾胃后天之本的重视。

4. 客观理性，恒者行远

研究刘河间的学问，有一段话不可忽略。《素问玄机原病式·自序》言："虽今之《经》与注，皆有舛讹，比之旧者，则易为学矣，若非全元起本及王冰次注，则林亿之辈，未必知若是焉。后之知者，多因之也，今非先贤之说

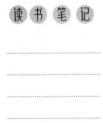

读 书 笔 记

者，仆且无能知之。盖因诸旧说，而方入其门，耽玩既久，而粗见得失。然诸旧失而今有得者，非谓仆之明也，因诸旧说之所得者，以意类推而得其真理，自见其伪；亦皆古先圣贤之道也，仆岂生而知之者哉。"

丁光迪先生高度评价了这段话：这段议论，颇能反映刘河间的治学态度，诚朴谦逊，实事求是。对待前人，充分肯定，筚路蓝缕，创业维艰。对于自己，承认是在前人的启发指引下，而后有所发明，有所创造的。所谓木有本而水有源，青胜于蓝而出于蓝，这是正确看待了承先启后的作用。把自己勤勤恳恳的一生，放到历史发展的长河中去认识，既是论做学问，亦是在谈历史发展的辩证法。刘氏不愧为医学上的一代伟人，值得后来者学习。

河间以这样的态度做学问，如此客观理性，如果认为他会在临床上偏执于寒凉，反倒是不容易理解的事情了。

河间所处的时代，兵荒马乱，天以常火，人以常动，民又多怒怨，故火热为病多。用当时盛行的《伤寒论》与《太平惠民和剂局方》偏温燥之方治疗火热病，便难获愈，时代亟需新的论治思想。这便是河间"火热论"形成的时代背景，加之河间头脑中存在着"水善火恶"的道家思想，认为水生于金而复润母燥，润下而善利万物，火生于木而害母形，炎上而烈害万物。于是形成了河间"主火论"的观点。

丁光迪先生评价：河间学说，与他所处的时代和方土是相适应的，也是有他的临床实践基础的，所以能够盛行于大定、明昌间30余年，我们不能求全责备，而应当全面地、历史地理解它、研究它。

综上所述，河间是中医学历史上一位以理论医，重视气宜，强调病机，临证全面的实践和理论大家。而由其引领的河间学派，秉承了其学术特点而代有创新。当今研究河间之学有重要的现实意义，本文只为抛砖引玉，笔者有意在大家熟知的"火热论"方面着墨很少，而刻意还原一个思维全面、临证经验丰富的临床大家，希望能引起同道的兴趣，共同加入研究河间学说的队伍中来。

二、从偏与不偏谈金元医家之"无执"

古代医家之中，能经历漫长的岁月，流

知识要点

换个角度，
更接近历史和
现实的真实。

传至今的，能有几人？中医各家学说教科书
中的历代医家，是经历了怎样的偶然和必然，
才有机会展现在当代人眼前的呢？

学习中，笔者一直带着这样的问题。

于是当有研究各家学说的学者对笔者说，
"中医各家学说"应该叫做"中医名家学说"
的时候，笔者欣然认同。这位学者还告诉了
笔者另一个观点：研究各家，研究流派，不
仅要看其不同，更要寻找其相同点，这个观
点也为笔者打开了一扇新的窗户——通往古
代医家、中医各个流派核心观点的窗户。

认识问题需要智慧，有的时候，别人不经
意的一句话，就可以点亮我们认识问题的智
慧，帮助我们换个角度，更接近历史和现实的
真实。笔者非常感谢这位学者，经由他的指点，
笔者看到了之前没有看清的真实。

看到偏，我们学习的是各家；看到不偏，
我们才能看到名家。

看到偏，我们是要区别各家的不同；看到
不偏，我们才能看到古圣先贤的高度。

本文将以偏与不偏这个视角，来试着还原
古之大家的思维之一斑，希望对于今天的中

医同道成才会有所帮助。

1.先来谈不偏

中医学术史上有一种说法：医之流派起源于金元。金元四大家，其理论多为纠偏而作，过正才可矫枉，所以从理论来看他们好像是偏的。但实际上其实践并不偏：

刘河间立论主寒凉。而实践中"对附子、干姜之类的温热药物不是拒绝使用的。后世有人对他的《黄帝素问宣明论方》中记载的351首处方进行了统计、分析，发现其中使用寒凉药物的比例不过只占到1/6左右，而对附子、官桂、细辛、肉豆蔻等温热药的使用却为数众多，且颇具心得。"

张子和立论主攻邪。而实践中并不反对正确进补。他说："凡病人虚劳，多日无力，别无热证，宜补之。"《儒门事亲》卷十二172首处方中，具有进补功能的处方计51首，占内服处方总数的1/3；在卷十五的273首处方中，具有进补功能的处方计58首，占内服处方总数的1/5以上。他还搜集、总结、创造出大量的食补处方，如生藕汁治消渴、粳米粥断痢、冰蜜水止脏毒下血、猪蹄汤通乳等。

李东垣立论主补土。而实践中"在脏腑标本、寒热虚实的辨证中……创造出许多对后世影响重大的祛邪良方。在他的著作中，治疗湿热下注的凉血地黄汤、治疗咽喉肿痛的桔梗汤、治疗心胸热郁的黄连清膈丸等，显然都不是以补脾为主的。在他的学说中，补与清、补与消、补与下不是绝对对立的，而是在'和'的基础上彼中含我、我中有你……"

朱丹溪立论主滋阴。而实践中"从未废弃对温热药物的辨证应用。他主张以气、血、痰、郁、火论治，辨虚实顺逆、寒热往复，在很大程度上中和了攻、补两大学说的精华。在《宋元明清名医类案正编·朱丹溪医案》一书所治之病的 117 案中，涉及的处方为 54 则，药物 94 味，其中寒凉药物的比例是有限的，而热、温成分的药物却占有相当大的比例"。

每一个医家都会在《黄帝内经》中吸取营养，但其观点不同，甚至相反，原因是《黄帝内经》作为一部论文集，其本身就有很多自相矛盾之处。理论的争辩围绕实际的话，可以使临证方向更明确，也可以使学问做得更严谨、使视野更开阔。但理论的争辩脱离临床实践的话，就会流于空泛而显得苍白。

知识要点

理论的争辩脱离临床实践的话，就会流于空泛而显得苍白。

中医学对人体长寿及衰老的论述极为丰富，如《黄帝内经》的肾精、气血说，《华氏中藏经》的阳气衰惫说，《千金翼方》的心力减退说，《养老奉亲书》的脾胃虚弱说，《寿亲养老新书》的气滞而馁说，《徐氏医书八种》的元气不足、阴虚生火说等，均未能脱离"虚损"之范畴。当代国医大师颜德馨结合 50 年的临床实践，在 1980 年初提出"人体衰老的本质在于气虚血瘀"一说。颜德馨的衰老理论别具一格，它是在临证实践的基础上提炼出来的，如果囿于既有的理论，只在故纸堆里找依据，怕是难有这样理论上的突破的。

在为高建忠《临证传心与诊余静思》一书所作的跋中笔者写下这样一段话："……攻击是否在一个适当的位置？如果有所偏，应该及时调整，此所谓'攻击宜详审，正气须保护'之意。有病就是身体偏了，没有矫枉过正的过程，就不会有复正的结果，但是纠偏可以，一定要明白你的最终目的是中，而不是过，所谓'执中以纠偏'是也……对于每个人治疗风格的形成，我认为不当有褒贬之主观先见。李东垣临证如此，张子和临证如彼，是因为所面对的患者不同……一类患者一类医，

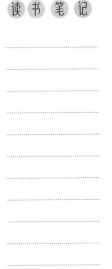

知识要点

想成为大医者，必须有更宽的胸襟、更高的视角。

读 书 笔 记

在不断的磨合中，大浪淘沙，医生形成了自己的风格，这种风格会吸引、吸纳一类患者，这些患者又反过来强化了医者的风格，但同时却在滤掉另一类患者……想成为大医者，必须有更宽的胸襟、更高的视角。"

争辩是可以的，但争辩的双方一定要对各自观点的差异做客观的分析。争论的各方一定要意识到自己是偏的，切勿将在适合自己的患者群中得到的部分真理夸大成绝对真理，这样就可以对别人的观点更加宽容。理性地对待自己的偏，临证中执中以纠偏，在适合于自身之偏的患者群中要积极地发扬这种偏，让疗效向极致攀登；在不适合自身之偏的患者群中，要勇于承认自身之短，在别人的观点中寻找有益的启示，不断地减少自身的临证盲点。

要宽容地对待不同的观点，这样才可以保持思维的宽度，在临证中面对疑难病时才可以有更多的思路；要尽量提升思维的高度，让不同的观点在新的高度上各自安于适当的位置，而不必互相攻讦。

从更高的层面来观察，各家的观点其实并没有什么根本上的不同。其差异源于各自实践的局限和观察的角度不同。更高的层面可以让不同的角度一览无余，这样各家的观点就有了统一的可能。

"会当凌绝顶，一览众山小"，用于学术进步的描述上是很恰当的，不断地面对"一山过后一山拦"的困惑，不断地进行"更上一层楼"式的攀援，当站在一个更高的位置回望时，就会发现所有的不同，所有的争辩都会以"众山小"的姿态各安其位。

2.再来说偏

王好古《此事难知·卷下》有一段很精彩的话："近世论医，有主河间刘氏者，有主易州张氏者。盖张氏用药，依准四时阴阳升降而增损之，正《内经》四气调神之义，医而不知此，是妄行也。刘氏用药，务在推陈致新，不使少有怫郁，正造化新新不停之义，医而不知此，是无术也。然而主张氏者，或未尽张氏之妙，则瞑眩之药，终莫敢投，至失机后时而不救者多矣。主刘氏者，未悉刘氏之蕴，则劫效目前，阴损正气，遗祸于后日者多矣。能用二家之长，而无二家之弊，则治法其庶几乎。"

作为易水学派的传人，王好古给我们留下

知识要点

在一个更高的位置回望时，就会发现所有的不同，所有的争辩都会以"众山小"的姿态各安其位。

读 书 笔 记

这段平心之论，说明他有不偏的追求。

但是他偏不偏呢？

在这段话里，首先他看到了两位大家在后学者那里可能出现的偏——主张氏者，未尽张氏之妙，则瞑眩之药，终莫敢投，至失机后时而不救者多矣；主刘氏者，未悉刘氏之蕴，则劫效目前，阴损正气，遗祸于后日者多矣。

王氏看到了两位先辈可能被误读的倾向，于是提醒大家，如果能不偏，则学习张元素能尽张氏之妙，则瞑眩之药也是敢投的，这样可以抓住治疗疾病的有利时机，积极地治病；而学习刘河间能学到精髓，就不会劫效目前，阴损正气，学得越深入越会注意人体正气，最终的效果要靠关注人来实现，这正合《黄帝内经》"大毒治病，十去其六"之意。

学习张元素，没有学到家，容易四平八稳，坐失良机。学习刘河间，没有学到家，容易劫效目前，遗祸后日。

王氏承认两位大家的偏，这是理性的。但是其对张元素的认识在"道"的层次——"张氏用药，依准四时阴阳升降，而增损之，正《内经》四气调神之义，医而不知此，是妄行也。"而对于刘河间的认识却还停留于"术"的层次——"刘氏用药，务在推陈致新，不使少有怫郁，正造化新新不停之义，医而不知此，是无术也。"这体现了王氏的局限。

张氏所主在恢复体内的"春夏秋冬""脏器法时"，是道。河间所主在恢复气机的"升降出入""疏其血气令条达"，又何尝不是道？

易水学派有道有术，河间学派也有道有术，才应该是更客观、理性的治学态度。

偏显示了认识问题的角度不同。而不偏体现的则是大家的高度。

对于古代医家的认识，是看到偏，还是看到不偏，还是两者都能看到，也在预示着我们自身可以达到的高度。

3. 攻补之道不偏

对于补之道，大家能认知的多。但是对于攻之道，当今能认知的医者却不多。

对于攻与补两者的关系，攻邪大家张子和在《儒门事亲》中，把谷肉果菜之补，形象地比喻为德教，将汗、下、吐之攻比喻为刑罚："德教，兴平之粱肉，刑罚，治乱之药石……及其有病，当先诛伐有过，病之去也，粱肉补之。如世已治矣，刑措而不用，岂可以药石为补哉？"张氏认为在一般邪去正虚的情况下尽可能少用、不用药物，而采取谷肉果菜之属来补虚复损。这是因为各种药物，无不具有一定的毒性，久服之后，虽些微之毒亦能在体内蓄积而成"药邪"，破坏人体正气的状态。"凡药有毒，非止大毒、小毒谓之毒。虽甘草、人参，不可不谓之毒，久服必有偏胜。气增而久，夭之由也。"偏性很弱的药都可以成为"药邪"，更何况乌附、丹石、硫黄等"偏性"大的药以为补，其毒就更严重了。

这还称不上攻邪之道吗？

张子和主张"当补之以食，大忌有毒之药"。主张"病蠲之后，莫若以五谷养之，五果助之，五畜益之，五菜充之"，并强调食物调养必须在攻邪之后，以恢复身体健康，提出"养生当论食补"的著名观点。他还提出谷肉果菜应"相五脏所宜，毋使偏倾"，也就是说，谷肉果菜的偏性也需要注意。

攻邪大家，不知补吗？很难想象攻邪大家会如此细腻，这还称不上攻邪之道吗？

张氏食养补虚的观点，也体现在对胃气的重视，其认为人身精气由饮食五味所化生。"人之四季，以胃气为本，本固则精化，精化则髓充"，所谓"水谷入胃，脉道乃行"。其擅于以药石攻邪之后，采用"粥食调养"的方法，确实有苏醒胃气，恢复健康的效果。

攻邪的目的是什么呢？目的是"善用药者，使病者而进五谷者，真得补之道也"。

张氏慎用药补法，主张"治病当论药攻"，用汗、吐、下三法以祛邪，其目的是使"邪去而元气自复"，祛邪是扶正、复正的一种积极措施。并且张氏曾说："予亦未尝以此三法遂弃众法，各相其病之所宜而用之""岂有虚者不可补之理？""予岂不用温补？但不遇可用之证也。"可见，他主张攻邪亦不废弃补养正气。他只是反对滥用补药。由于庸医温补成风，张氏用补法十分谨慎。他认为"必观病人之可补者，然而补之""惟脉脱下虚，无邪无积之人，始可议补"。在《儒门事亲》中，其实也记载了许多用补的病证。

张氏在《儒门事亲》中写了《推原补法利害非轻说》一文，意欲使医者认识滥用补药造成的危害。他说："议者尝知补之为利，而不知补之为害也。"这些都有其时代特点，受晋唐之士大夫炼丹服石之风的影响，以"燔针壮火，炼石烧砒，硫姜乌附"为补，其害甚大。

知识要点

　　邪未去而先投补，则无异以粮资寇。

读书笔记

因此，张氏力戒世人，不可滥用补药。

　　对邪积未去的病人，张氏认为应"以攻药居其先"，邪未去而先投补，则无异以粮资寇。"若先论固其元气，以补剂补之，真气未胜而邪已交驰横鹜而不可制。"这无疑也是针对时医"当先固其元气，元气实而邪自去"的论病观点而提出的。如治李德卿妻，因产后病泄一年，四肢疲乏，诸医皆以其病羸而断为死证。张氏以邪气克土。先用舟车丸、无忧散下，又复以导饮片，后以胃风汤调理而恢复健康。本案病人已至羸弱不起，张氏因其邪积未除，仍不议补，而以攻药居先，邪除病去，遂以健脾和血而安。

　　如上所述，张子和并非不识补的孟浪之人，而是识补、用补，在攻时时刻斟酌是否"攻之得法、补之有道"的大家。

　　不能认识其大家真面目，固守自己一得之见的，才是不能得道之人。

4.再说不偏

　　前文说了张子和是一个容易被误解的大家。那为什么他容易被误解，而同为金元四大家的朱丹溪也推崇攻邪之吐法，却没有被误解呢？笔者认为是表达的分寸问题，这也是当代学者需要提高的修养之一。

朱丹溪是金元四大家的最后一位，也可以说是一位集大成者，其主张"水善火恶""阳有余而阴不足"，可以说有坐井观天之嫌，但是他把讲理和不偏做得很有分寸，不容易被人像攻击张子和那样误解，这是学者需要注意的。

丹溪有一论记载："观罗先生治一病僧，黄瘦倦怠，罗公诊其病，因乃蜀人，出家时其母在堂，及游浙右经七年，忽一日，念母之心不可遏，欲归无腰缠，徒而朝夕西望而泣，以是得病。时僧二十五岁，罗令其隔壁泊宿，每日以牛肉、猪肚甘肥等，煮糜烂与之。凡经半月余，且时以慰谕之言劳之。又曰：我与钞十锭作路费，我不望报，但欲救汝之死命尔。察其形稍苏，与桃仁承气，一日三帖下之，皆是血块痰积方止。又与熟菜、稀粥。将息又半月，其人遂如故。又半月余，与钞十锭遂行。因大悟攻击之法，必其人充实，禀质本壮，乃可行也，否则邪去而正气伤，小病必重，重病必死。"

"攻击宜详审，正气须保护"，朱氏于此

补充了张子和的攻邪经验。

桃仁承气，一日三帖。猛攻无疑，但是不动声色地藏于饮食疗法、情志疗法之内，并且对于攻击之法采取的是欲扬先抑的语气——"大悟攻击之法，必其人充实，禀质本壮，乃可行也"。

喜补而恶攻，喜温而恶寒，这是人之常情。

不讲理的医者，因为不需要讲理，所以可以不多留意。真正希望成为讲理的大家，于此就不得不留意表达时的分寸，讲理要做到耐心、不偏、不张扬。

扫码获取
☆ 微课视频
☆ 科普课程
☆ 健康饮食

根治的工具

——代谢相关经方类方歌括及剂量条文用法（节选）

"根治"最终需要"主行"，然而"辅行"是"主行"必不可少的辅助。现存经方反复出现在《辅行诀脏腑用药法要》一书中，是中医人帮助患者获得"根治"的重要辅助工具。

尽快原汁原味地掌握经方剂量、用法应该是中医人的必修课，本文在这方面做了持续的尝试。

以 2010 年 5 月 31 日发表的《理中类方歌括类变心解》一文为标志，笔者及广汗法团队开启的编撰经方类方歌括的工作，至今已有十数个年头。

方歌括，是用歌咏的方式概括药方之功效，便于记忆。方歌括中最著名的要数陈修园的《长沙方歌括》，其好处在于背诵它后可以开出剂量准确的经方。剂量准确对于经方很关键，剂量不准确的经方不能叫经方，经方中药物相同而剂量不同的方剂很多。如桂枝附子汤和桂枝去芍药加附子汤、桂麻各半汤和桂枝二麻黄一汤、小承气汤和厚朴三物汤、桂枝加桂汤和桂枝加芍药汤等。

笔者在学习和背诵《长沙方歌括》的过程中，发现了两个问题：一是随着岁月的推移，读音古今不同，且有地域差异，陈修园方歌括很多地方连念都念不顺，去背就更是强人所难。二是一方一歌，以致重复的地方颇多。对于简练的经方来说，很多方子都是同一方根的加减，或者只是某一药物剂量的加减。如果把这些方子合作一类，编为歌括，既能让读者意识到相似方剂之间的联系和区别，又能减少很多重复的背诵。

本文分两部分：第一部分是《条文、剂量、用法》，第二部分是《经方类方歌括》。第二部分是需要反复诵读、熟背的，第一部分是在背诵的过程中产生疑问时方便查阅的。当然先熟悉、研究第一部分，再背第二部分也是可以的。

一、条文、剂量及用法

1.理中类方

（1）条文

①理中丸

《伤寒论》第386条：霍乱，头痛发热，身疼痛，热多欲饮水者，五苓散主之，寒多不用水者，理中丸主之。

《伤寒论》第396条：大病瘥后，喜唾，久不了了，胸上有寒，当以丸药温之，宜理中丸。

《金匮要略·胸痹心痛短气病脉证并治第九》：胸痹，心中痞气，气结在胸，胸满，胁下逆抢心，枳实薤白桂枝汤主之。人参汤亦主之。

②真武汤

《伤寒论》第82条：太阳病发汗，汗出不解，其人仍发热，心下悸，头眩，身瞤动，振振欲擗（一作僻）地者，真武汤主之。

《伤寒论》第316条：少阴病，二三日不已，至四五日，腹痛，小便不利，四肢沉重疼痛，自下利者，此为有水气，其人或咳，或小便利，或下利，或呕者，真武汤主之。

③附子汤

《伤寒论》第 304 条：少阴病，得之一二日，口中和，其背恶寒者，当灸之，附子汤主之。

《伤寒论》第 305 条：少阴病，身体痛，手足寒，骨节痛，脉沉者，附子汤主之。

《金匮要略·妇人妊娠病脉证并治第二十》：妇人怀娠六七月，脉弦发热，其胎愈胀，腹痛恶寒者，少腹如扇，所以然者，子脏开故也，当以附子汤温其脏。

④桂枝附子汤

《伤寒论》第 174 条：伤寒八九日，风湿相搏，身体疼烦，不能自转侧，不呕不渴，脉浮虚而涩者，桂枝附子汤主之。若其人大便硬（一云脐下心下硬），小便自利者，去桂加白术汤主之。

《金匮要略·痉湿暍病脉证并治第二》：伤寒八九日，风湿相搏，身体疼烦，不能自转侧，不呕不渴，脉浮虚而涩者，桂枝附子汤主之。若大便坚，小便自利者，去桂加白术汤主之。

⑤甘草附子汤

《伤寒论》第 175 条：风湿相搏，骨节疼烦，掣痛不得屈伸，近之则痛剧，汗出短气，小便不利，恶风不欲去衣，或身微肿者，甘草附子汤主之。

《金匮要略·痉湿暍病脉证并治第二》：风湿相搏，骨节疼烦，掣痛不得屈伸，近之则痛剧，汗出短气，小便不利，恶风不欲去衣，或身微肿者，甘草附子汤主之。

⑥桂枝附子去桂加白术汤

《伤寒论》第 174 条：伤寒八九日，风湿相搏，身体疼烦，不能自转侧，不呕，不渴，脉浮虚而涩者，桂枝附子汤主之。若其人大便硬（一云脐下心下硬），小便自利者，去桂加白术汤主之。

《金匮要略·痉湿暍病脉证并治第二》：伤寒八九日，风湿相搏，身体疼烦，不能自转侧，不呕不渴，脉浮虚而涩者，桂枝附子汤主之。若大便坚，小便自利者，去桂加白术汤主之。

⑦芍药甘草附子汤

《伤寒论》第 68 条：发汗，病不解，反恶寒者，虚故也，芍药甘草附子汤主之。

⑧茯苓桂枝白术甘草汤

《伤寒论》第 67 条：伤寒若吐、若下后，心下逆满，气上冲胸，起则头眩，脉沉紧，发汗则动经，身为振振摇者，茯苓桂枝白术甘草汤主之。

《金匮要略·痰饮咳嗽病脉证并治第十二》：心下有痰饮，胸胁支满，目眩，苓桂术甘汤主之……夫短气有微饮，当从小便去之，苓桂术甘汤主之。肾气丸亦主之。

⑨桂枝人参汤

《伤寒论》第163条：太阳病，外证未除，而数下之，遂协热而利，利下不止，心下痞硬，表里不解者，桂枝人参汤主之。

（2）剂量

理中丸、真武汤和理中类方的剂量及加减见表附 –1 ~ 表附 –3。

表附 –1　理中丸及其加减法

（单位：两）

方药	人参	干姜	白术	甘草	其他
理中丸	3	3	3	3	—
若脐上筑者，肾气动也	3	3	—	3	加桂枝 4
吐多者	3	3	—	3	加生姜 3
下多者	3	3	3	3	—
悸者	3	3	3	3	加茯苓 2
渴欲得水者	3	3	4.5	3	—
腹中痛	4.5	3	3	3	—
寒者	3	4.5	3	3	—
腹满者	3	3	—	3	加附子 1 枚

表附 -2　真武汤及其加减法

（单位：两）

方药	茯苓	芍药	生姜	白术	附子	其他
真武汤	3	3	3	2	1 枚	—
若咳者	3	3	3	2	1 枚	加五味子半升，细辛 1、干姜 1
若小便利者	—	3	3	2	1 枚	—
若下利者	3	—	3	2	1 枚	加干姜 2
若呕者	3	3	8	2		—

表附 -3　理中类方

（单位：两）

方药	人参	干姜	白术	甘草	茯苓	附子	芍药	生姜	桂枝	大枣
理中丸	3	3	3	3	—	—	—	—	—	—
真武汤	—	—	2	—	3	1 枚	3	3	—	—
附子汤	2	—	4	—	3	2 枚	3	—	—	—
甘草附子汤	—	—	2	2	—	2 枚	—	—	4	—
桂枝附子汤	—	—		2	—	3 枚	—	3	4	12 枚
去桂加白术汤	—	—	4	2	—	3 枚	—	3	—	12 枚
苓桂术甘汤	—	—	2	2	4	—	—	—	3	—
桂枝人参汤	3	3	3	4	—	—	—	—	4	—
芍药甘草附子汤	—	—	—	3	—	1 枚	3	—	—	—

（3）用法

①理中丸

人参　白术　甘草（炙）　干姜各三两。

上四味，捣筛，蜜和为丸，如鸡子黄许大。以沸汤数合，和一丸，研碎，温服之，日三四、夜二服。腹中未热，益至三四丸，然不及汤。汤法，以四物，依两数切，用水八升，煮取三升，去滓，温服一升，日三服。若脐上筑者，肾气动也，去术，加桂四两。吐多者，去术，加生姜三两。下多者，还用术。悸者，加茯苓二两。渴欲得水者，加术，足前成四两半。腹中痛者，加人参，足前成四两半。寒者，加干姜，足前成四两半。腹满者，去术，加附子一枚。服汤后如食顷，饮热粥一升许，微自温，勿发揭衣被。

②真武汤

茯苓三两　芍药三两　白术二两　生姜三两，（切）　附子一枚（炮，去皮，破八片）

上五味，以水八升，煮取三升，去滓，温服七合，日三服。若咳者，加五味子半升，细辛一两，干姜一两；若小便利者，去茯苓；若下利者，去芍药，加干姜二两；若呕者，去附子，加生姜，足前为半斤。

③附子汤

附子二枚（炮，去皮，破八片） 茯苓三两 人参二两 白术四两 芍药三两

上五味，以水八升，煮取三升，去滓，温服一升，日三服。

④桂枝附子汤

桂枝四两（去皮） 附子三枚（炮，去皮，破） 生姜三两（切） 大枣十二枚（擘） 甘草二两（炙）

上五味，以水六升，煮取二升，去滓，分温三服。

⑤甘草附子汤

甘草二两（炙） 附子二枚（炮，去皮，破） 白术二两 桂枝四两（去皮）

上四味，以水六升，煮取三升，去滓，温服一升，日三服。初服得微汗则解，能食，汗止复烦者，将服五合，恐一升多者，宜服六七合为始。

⑥桂枝附子去桂加白术汤

附子三枚（炮，去皮，破） 白术四两 生姜三两（切） 甘草二两（炙） 大枣十二枚（擘）

上五味，以水六升，煮取二升，去滓，分温三服。初一服，其人身如痹，半日许复服之，三服都尽，其人如冒状，勿怪，此以附子、术，

并走皮内，逐水气未得除，故使之耳，法当加桂四两。此本一方二法，以大便硬，小便自利，去桂也；以大便不硬，小便不利，当加桂，附子三枚恐多也，虚弱家及产妇，宜减服之。

又名白术附子汤、去桂加白术汤。《金匮要略》中剂量仅为以上剂量的一半。

⑦芍药甘草附子汤

芍药　甘草各三两（炙）　附子一枚（炮，去皮，破八片）

上三味，以水五升，煮取一升五合，去滓，分温三服。疑非仲景方。

⑧茯苓桂枝白术甘草汤

茯苓四两　桂枝三两（去皮）　白术　甘草各二两（炙）

上四味，以水六升，煮取三升，去滓，分温三服。

⑨桂枝人参汤

桂枝四两（别切）　甘草四两（炙）　白术三两　人参三两　干姜三两

上五味，以水九升，先煮四味，取五升，纳桂，更煮取三升，去滓，温服一升，日再，夜一服。

2. 柴胡类方

（1）条文

①小柴胡汤

《伤寒论》第 37 条：太阳病，十日以去，脉浮细而嗜卧者，外已解也。设胸满胁痛者，与小柴胡汤。脉但浮者，与麻黄汤。

《伤寒论》第 96 条：伤寒五六日中风，往来寒热，胸胁苦满，嘿嘿不欲饮食，心烦喜呕，或胸中烦而不呕，或渴，或腹中痛，或胁下痞硬，或心下悸，小便不利，或不渴，身有微热，或咳者，小柴胡汤主之。

《伤寒论》第 97 条：血弱气尽，腠理开，邪气因入，与正气相搏，结于胁下，正邪分争，往来寒热，休作有时，嘿嘿不欲饮食，脏腑相连，其痛必下，邪高痛下，故使呕也，小柴胡汤主之。服柴胡汤已，渴者，属阳明，以法治之。

《伤寒论》第 98 条：得病六七日，脉迟浮弱，恶风寒，手足温，医二三下之，不能食，而胁下满痛，面目及身黄，颈项强，小便难者，与柴胡汤，后必下重；本渴，饮水而呕者，柴胡汤不中与也，食谷者哕。

《伤寒论》第 99 条：伤寒四五日，身热恶风，颈项强，胁下满，手足温而渴者，小柴胡汤主之。

《伤寒论》第 100 条：伤寒，阳脉涩，阴脉弦，法当腹中急痛，先与小建中汤，不瘥者，小柴胡汤主之。

《伤寒论》第 101 条：伤寒中风，有柴胡证，但见一证便是，不必悉具。凡柴胡汤病证而下之，若柴胡证不罢者，复与柴胡汤，必蒸蒸而振，却复发热汗出而解。

《伤寒论》第 104 条：伤寒十三日不解，胸胁满而呕，日晡所发潮热，已而微利，此本柴胡证，下之以不得利，今反利者，知医以丸药下之，此非其治也。潮热者，实也，先宜服小柴胡汤以解外，后以柴胡加芒硝汤主之。

《伤寒论》第 123 条：太阳病，过经十余日，心下温温欲吐，而胸中痛，大便反溏，腹微满，郁郁微烦。先此时自极吐下者，与调胃承气汤。若不尔者，不可与。但欲呕，胸中痛，微溏者，此非柴胡汤证，以呕故知极吐下也。

《伤寒论》第 144 条：妇人中风，七八日续得寒热，发作有时，经水适断者，此为热入血室，其血必结，故使如疟状，发作有时，小柴胡汤主之。

《伤寒论》第 148 条：伤寒五六日，头汗出，微恶寒，手足冷，心下满，口不欲食，大便硬，脉细者，此为阳微结，必有表，复有里也，脉沉亦在里也。汗出为阳微，假令纯阴结，不得复有外证，悉入在里，此为半在里半在外也。脉虽沉紧，不得为少阴病。所以然者，阴不得有汗，今头汗出，故知非少阴也，可与小柴胡汤。设不了了者，得屎而解。

《伤寒论》第 149 条：伤寒五六日，呕而发热者，柴胡汤证具，而以他药下之，柴胡证仍在者，复与柴胡汤。此虽已下之，不为逆，必蒸蒸而振，却发热汗出而解。若心下满而硬痛者，此为结胸也，大陷胸汤主之。但满而不痛者，此为痞，柴胡不中与之，宜半夏泻心汤。

《伤寒论》第 229 条：阳明病，发潮热，大便溏，小便自可，胸胁满不去者，与小柴胡汤。

《伤寒论》第 230 条：阳明病，胁下硬满，不大便而呕，舌上白苔者，可与小柴胡汤。上焦得通，津液得下，胃气因和，身濈然汗出而解。

《伤寒论》第 231 条：阳明中风，脉弦浮大而短气，腹都满，胁下及心痛，久按之气不通，鼻干不得汗，嗜卧，一身及目悉黄，小便难，有潮热，时时哕，耳前后肿，刺之小瘥，外不解，病过十日，脉续浮者，与小柴胡汤。

《伤寒论》第 266 条：本太阳病不解，转入少阳者，胁下硬满，干呕不能食，往来寒热，尚未吐下，脉沉紧者，与小柴胡汤。

《伤寒论》第 267 条：若已吐、下、发汗、温针，谵语，柴胡汤证罢，此为坏病。知犯何逆，以法治之。

《伤寒论》第 379 条：呕而发热者，小柴胡汤主之。

《伤寒论》第 394 条：伤寒瘥以后，更发热，小柴胡汤主之。脉浮者，以汗解之；脉沉实（一作紧）者，以下解之。

《金匮要略·黄疸病脉证并治第十五》：诸黄，腹痛而呕者，宜柴胡汤。

《金匮要略·呕吐哕下利病脉证治第十七》：呕而发热者，小柴胡汤主之。

《金匮要略·妇人产后病脉证治第二十一》：产妇郁冒，其脉微弱，呕不能食，大便反坚，但头汗出。所以然者，血虚而厥，

厥而必冒，冒家欲解，必大汗出。以血虚下厥，
孤阳上出，故头汗出。所以产妇喜汗出者，
亡阴血虚，阳气独盛，故当汗出，阴阳乃复。
大便坚，呕不能食，小柴胡汤主之。

《千金要方》三物黄芩汤治妇人在草蓐，
自发露得风，四肢苦烦热，头痛者，与小柴
胡汤。头不痛，但烦者，此汤主之。

《金匮要略·妇人杂病脉证并治第二十
二》：妇人中风，七八日续来寒热，发作有时，
经水适断，此为热入血室，其血必结，故使
如疟状，发作有时，小柴胡汤主之。

②大柴胡汤

《伤寒论》第 103 条：太阳病，过经十余
日，反二三下之，后四五日，柴胡证仍在者，
先与小柴胡。呕不止，心下急，郁郁微烦者，
为未解也，与大柴胡汤，下之则愈。

《伤寒论》第 136 条：伤寒十余日，热结
在里，复往来寒热者，与大柴胡汤。但结胸，
无大热者，此为水结在胸胁也。但头微汗出者，
大陷胸汤主之。

《伤寒论》第 165 条：伤寒发热，汗出不
解，心中痞硬，呕吐而下利者，大柴胡汤主之。

《金匮要略·腹满寒疝宿食病脉证治第

十》：按之心下满痛者，此为实也，当下之，宜大柴胡汤。

③柴胡桂枝干姜汤

《伤寒论》第 147 条：伤寒五六日，已发汗而复下之，胸胁满微结，小便不利，渴而不呕，但头汗出，往来寒热心烦者，此为未解也，柴胡桂枝干姜汤主之。

④柴胡桂枝汤

《伤寒论》第 146 条：伤寒六七日，发热，微恶寒，支节烦疼，微呕，心下支结，外证未去者，柴胡桂枝汤主之。

《金匮要略·腹满寒疝宿食病脉证治第十》：《外台》柴胡桂枝汤方　治心腹卒中痛者。

⑤柴胡加龙骨牡蛎汤

《伤寒论》第 107 条：伤寒八九日，下之，胸满烦惊，小便不利，谵语，一身尽重，不可转侧者，柴胡加龙骨牡蛎汤主之。

⑥柴胡加芒硝汤

《伤寒论》第 104 条：伤寒十三日不解，胸胁满而呕，日晡所发潮热，已而微利，此本柴胡证，下之以不得利，今反利者，知医以丸药下之，此非其治也。潮热者，实也，先宜服小柴胡汤以解外，后以柴胡加芒硝汤主之。

（2）剂量

小柴胡汤和柴胡类方的剂量及加减见表附 −4、表附 −5。

表附 −4　小柴胡汤及其加减法

（单位：两）

方药	柴胡	黄芩	人参	甘草	生姜	大枣	半夏	其他
小柴胡汤	8	3	3	3	3	12 枚	0.5 升	—
若胸中烦而不呕者	8	3	—	3	3	12 枚	—	瓜蒌实 1 枚
若渴	8	3	4.5	3	3	12 枚		瓜蒌根 4
若腹中痛者	8	—	3	3	3	12 枚	0.5 升	芍药 3
若胁下痞硬	8	3	3	3	3	—	0.5 升	牡蛎 4
心下悸，小便不利者	8		3	3	3	12 枚	0.5 升	茯苓 4
若不渴，外有微热者	8	3	—	3	3	12 枚	0.5 升	桂枝 3
若咳者	8	3	—	3	—	—	0.5 升	五味子 0.5 升，干姜 2

表附 −5　柴胡类方

（单位：两）

方药	柴胡	黄芩	人参	甘草	生姜	大枣	半夏	其他
小柴胡汤	8	3	3	3	3	12 枚	0.5 升	—
大柴胡汤	8	3	—	—	5	12 枚	0.5 升	芍药 3、枳实 4 枚、大黄 2
柴胡桂枝干姜汤	8	3	—	2	—	—		干姜 2、牡蛎 2、桂枝 3、瓜蒌根 4
柴胡桂枝汤	4	1.5	1.5	1	1.5	6 枚	2.5 合	桂枝 1.5、芍药 1.5
柴胡加龙骨牡蛎汤	4	1.5	1.5		1.5	6 枚	2.5 合	桂枝、茯苓、龙骨、牡蛎、铅丹各 1.5、大黄 2
柴胡加芒硝汤	2 两 16 铢	1	1	1	1	4 枚	20 铢	芒硝 2

（3）用法

①小柴胡汤

柴胡半斤　黄芩三两　人参三两　半夏半升（洗）甘草（炙）　生姜各三两（切）　大枣十二枚（擘）

上七味，以水一斗二升，煮取六升，去滓，再煎取三升，温服一升，日三服。若胸中烦而不呕者，去半夏、人参，加瓜蒌实一枚；若渴，去半夏，加人参，合前成四两半，瓜蒌根四两；若腹中痛者，去黄芩，加芍药三两；若胁下痞硬，去大枣，加牡蛎四两；若心下悸，小便不利者，去黄芩，加茯苓四两；若不渴，外有微热者，去人参，加桂枝三两，温覆微汗愈；若咳者，去人参、大枣、生姜，加五味子半升，干姜二两。

②大柴胡汤

柴胡半斤　黄芩三两　芍药三两　半夏半升（洗）生姜五两（切）　枳实四枚（炙）　大枣十二枚（擘）

上七味，以水一斗二升，煮取六升，去滓再煎（取三升），温服一升，日三服。一方加大黄二两。若不加，恐不为大柴胡汤。

③柴胡桂枝干姜汤

柴胡半斤　桂枝三两（去皮）　干姜二两　瓜蒌根四两　黄芩三两　牡蛎二两（熬）　甘草二两（炙）

238

上七味，以水一斗二升，煮取六升，去滓再煎（取三升），温服一升，日三服，初服微烦，复服，汗出便愈。

④柴胡桂枝汤

桂枝去皮　黄芩一两半　人参一两半　甘草一两（炙）　半夏二合半（洗）　芍药一两半　大枣六枚（擘）　生姜一两半（切）　柴胡四两

上九味，以水七升，煮取三升，去滓，温服一升，本云人参汤，作如桂枝法，加半夏、柴胡、黄芩，复如柴胡法，今用人参作半剂。

⑤柴胡加龙骨牡蛎汤

柴胡四两　龙骨　黄芩　生姜（切）　铅丹　人参　桂枝（去皮）　茯苓各一两半　大黄二两半夏二合半（洗）　牡蛎一两半（熬）　大枣六枚（擘）

上十二味，以水八升，煮取四升，纳大黄，切如棋子，更煮一两沸，去滓，温服一升。本云柴胡汤，今加龙骨等。

⑥柴胡加芒硝汤

柴胡二两十六铢　黄芩一两　人参一两　甘草一两（炙）　生姜一两（切）　半夏二十铢（本云五枚，洗）　大枣四枚（擘）　芒硝二两

上八味，以水四升，煮取二升，去滓，纳芒硝，更煮微沸，分温再服，不解更作。

3. 泻心类方

（1）条文

①半夏泻心汤

《伤寒论》第 149 条：伤寒五六日，呕而发热者，柴胡汤证具。而以他药下之，柴胡证仍在者，复与柴胡汤。此虽已下之，不为逆，必蒸蒸而振，却发热汗出而解。若心下满而硬痛者，此为结胸也，大陷胸汤主之。但满而不痛者，此为痞，柴胡不中与之，宜半夏泻心汤。

《金匮要略·呕吐哕下利病脉证治第十七》：呕而肠鸣，心下痞者，半夏泻心汤主之。

②生姜泻心汤

《伤寒论》第 157 条：伤寒，汗出解之后，胃中不和，心下痞硬，干噫食臭，胁下有水气，腹中雷鸣，下利者，生姜泻心汤主之。

③甘草泻心汤

《伤寒论》第 158 条：伤寒中风，医反下之，其人下利日数十行，谷不化，腹中雷鸣，心下痞硬而满，干呕心烦不得安，医见心下痞，谓病不尽，复下之，其痞益甚，此非结热，但以胃中虚，客气上逆，故使硬也。甘草泻心汤主之。

《金匮要略·百合狐惑阴阳毒病脉证治第三》：狐惑之为病，状如伤寒，默默欲眠，目不得闭，卧起不安，蚀于喉为惑，蚀于阴为狐，不欲饮食，恶闻食臭，其面目乍赤、乍黑、乍白。蚀于上部则声喝（一作嗄），甘草泻心汤主之。

④大黄黄连泻心汤

《伤寒论》第 154 条：心下痞，按之濡，其脉关上浮者，大黄黄连泻心汤主之。

《伤寒论》第 164 条：伤寒大下后，复发汗，心下痞，恶寒者，表未解也，不可攻痞，当先解表，表解乃可攻痞。解表宜桂枝汤，攻痞宜大黄黄连泻心汤。

⑤附子泻心汤

《伤寒论》第 155 条：心下痞，而复恶寒汗出者，附子泻心汤主之。

⑥黄连汤

《伤寒论》第 173 条：伤寒胸中有热，胃中有邪气，腹中痛，欲呕吐者，黄连汤主之。

⑦黄芩汤

《伤寒论》第 172 条：太阳与少阳合病，自下利者，与黄芩汤；若呕者，黄芩加半夏生姜汤主之。

《伤寒论》第 333 条：伤寒脉迟六七日，

而反与黄芩汤彻其热。脉迟为寒，今与黄芩汤，复除其热，腹中应冷，当不能食，今反能食，此名除中，必死。

⑧黄芩加半夏生姜汤

《伤寒论》第172条：太阳与少阳合病，自下利者，与黄芩汤；若呕者，黄芩加半夏生姜汤主之。

《金匮要略·呕吐哕下利病脉证治第十七》：干呕而利者，黄芩加半夏生姜汤主之。

⑨干姜黄芩黄连人参汤

《伤寒论》第359条：伤寒本自寒下，医复吐下之，寒格，更逆吐下，若食入口即吐，干姜黄芩黄连人参汤主之。

⑩旋覆代赭汤

《伤寒论》第161条：伤寒发汗，若吐若下，解后，心下痞硬，噫气不除者，旋覆代赭汤主之。

⑪厚朴生姜半夏甘草人参汤

《伤寒论》第66条：发汗后，腹胀满者。厚朴生姜半夏甘草人参汤主之。

⑫黄连阿胶汤

《伤寒论》第303条：少阴病，得之二三日以上，心中烦，不得卧，黄连阿胶汤主之。

（2）剂量

泻心类方的用量见表附 -6。

表附 -6　泻心类方

（单位：两）

方药	半夏	黄芩	黄连	生姜	干姜	人参	甘草	大枣	其他
半夏泻心汤	0.5 升	3	1	—	3	3	3	12 枚	—
生姜泻心汤	0.5 升	3	1	4	1	3	3	12 枚	—
甘草泻心汤	0.5 升	3	1	—	3	3	4	12 枚	—
黄连汤	0.5 升	—	3	—	3	2	3	12 枚	桂枝 3
黄芩汤	—	3	—	—	—	—	2	12 枚	芍药 2
黄芩加半夏生姜汤	0.5 升	3	—	1.5,《金匮》3	—	—	2	12 枚	芍药 2
干姜黄芩黄连人参汤	—	3	3	—	3	3	—	—	—
旋覆代赭汤	0.5 升	—	—	5	—	2	3	12 枚	旋覆花 3、代赭石 1
厚朴生姜半夏甘草人参汤	0.5 升	—	—	8	—	1	2	—	厚朴 8
黄连阿胶汤	—	2	4	—	—	—	—	—	芍药 2、鸡子黄 2 枚、阿胶 3
大黄黄连泻心汤	2	1	—	—	—	—	—	—	—
附子泻心汤	2	1	1	1	—	—	—	—	—

（3）用法

①半夏泻心汤

半夏半升（洗）　黄芩　干姜　人参　甘草（炙）各三两　黄连一两　大枣十二枚（擘）

上七味，以水一斗，煮取六升，去滓，再煎取三升，温服一升，日三服。

②生姜泻心汤

生姜四两（洗）　甘草三两（炙）　人参三两　干姜一两　黄芩三两　半夏半升（洗）　黄连一两　大枣十二枚（擘）

上八味，以水一斗，煮取六升，去滓，再煎取三升，温服一升，日三服。附子泻心汤，本云加附子。半夏泻心汤、甘草泻心汤，同体别名耳。生姜泻心汤，本云理中人参黄芩汤，去桂枝、术，加黄连并泻肝法。

③甘草泻心汤

甘草四两（炙）　黄芩三两　干姜三两　半夏半升（洗）　大枣十二枚（擘）　黄连一两

上六味，以水一斗，煮取六升，去滓，再煎取三升，温服一升，日三服。

④大黄黄连泻心汤

大黄二两　黄连一两

上二味，以麻沸汤二升渍之，须臾，绞去

滓，分温再服。

⑤附子泻心汤

大黄二两　黄连一两　黄芩一两　附子一枚（炮，去皮，破，别煮取汁）

上四味，切三味，以麻沸汤二升渍之，须臾，绞去滓，纳附子汁，分温再服。

⑥黄连汤

黄连三两　甘草三两（炙）　干姜三两　桂枝三两（去皮）　人参二两　半夏半升（洗）　大枣十二枚（擘）

上七味，以水一斗，煮取六升，去滓，温服，昼三夜二。

⑦黄芩汤

黄芩三两　芍药二两　甘草二两（炙）　大枣十二枚（擘）

上四味，以水一斗，煮取三升，去滓，温服一升，日再，夜一服。

⑧黄芩加半夏生姜汤

黄芩三两　芍药二两　甘草二两（炙）　大枣十二枚（擘）　半夏半升（洗）　生姜一两半（一方三两，切）

上六味，以水一斗，煮取三升，去滓，温服一升，日再，夜一服。

知识要点

"温服，昼三夜二"服法接近理中"日三四，夜二"。

245

⑨干姜黄芩黄连人参汤

干姜　黄芩　黄连　人参各三两

上四味，以水六升，煮取二升，去滓，分温再服。

⑩旋覆代赭汤

旋覆花三两　人参二两　生姜五两（切）　代赭一两　甘草三两（炙）　半夏半升（洗）　大枣十二枚（擘）

上七味，以水一斗，煮取六升，去滓，再煎取三两。温服一升，日三服。

⑪厚朴生姜半夏甘草人参汤

厚朴半斤（炙，去皮）　生姜半斤（切）　半夏半升（洗）　甘草二两　人参一两

上五味，以水一斗，煮取三升，去滓，温服一升，日三服。

⑫黄连阿胶汤

黄连四两　黄芩二两　芍药二两　鸡子黄二枚　阿胶三两

上五味，以水六升，先煮三物，取二升，去滓，纳胶烊尽，小冷，纳鸡子黄，搅令相得，温服七合，日三服。

4.茯苓类方

（1）条文

①五苓散

《伤寒论》第 71 条：太阳病，发汗后，大汗出，胃中干，烦躁不得眠，欲得饮水者，少少与饮之，令胃气和则愈。若脉浮，小便不利，微热消渴者，五苓散主之。

《伤寒论》第 72 条：发汗已，脉浮数，烦渴者，五苓散主之。

《伤寒论》第 73 条：伤寒，汗出而渴者，五苓散主之；不渴者，茯苓甘草汤主之。

《伤寒论》第 74 条：中风发热，六七日不解而烦，有表里证，渴欲饮水，水入则吐者，名曰水逆，五苓散主之。

《伤寒论》第 141 条：病在阳，应以汗解之，反以冷水潠之，若灌之，其热被劫不得去，弥更益烦，肉上粟起，意欲饮水，反不渴者，服文蛤散；若不瘥者，与五苓散。寒实结胸，无热证者，与三物小陷胸汤。白散亦可服。

《伤寒论》第 156 条：本以下之，故心下痞，与泻心汤。痞不解，其人渴而口燥烦，小便不利者，五苓散主之。一方云，忍之一日乃愈。

《伤寒论》第 244 条：太阳病，寸缓关浮尺弱，其人发热汗出，复恶寒，不呕，但心下痞者，此以医下之也。如其不下者，病人不恶寒而渴者，此转属阳明也。小便数者，大便必硬，不更衣十日，无所苦也。渴欲饮水，少少与之，但以法救之。渴者，宜五苓散。

《伤寒论》第 386 条：霍乱，头痛发热，身疼痛，热多欲饮水者，五苓散主之；寒多不用水者，理中丸主之。

《金匮要略·痰饮咳嗽病脉证并治第十二》：假令瘦人，脐下有悸，吐涎沫而癫眩，此水也，五苓散主之。

《金匮要略·消渴小便不利淋病脉证并治第十三》：脉浮，小便不利，微热消渴者，宜利小便发汗，五苓散主之……渴欲饮水，水入则吐者，名曰水逆，五苓散主之。

《金匮要略·黄疸病脉证并治第十五》：黄疸病，茵陈五苓散主之。

②猪苓汤

《伤寒论》第 223 条：若脉浮发热，渴欲饮水，小便不利者，猪苓汤主之。

《伤寒论》第 224 条：阳明病，汗出多而渴者，不可与猪苓汤，以汗多胃中燥，猪苓汤复利其小便故也。

《伤寒论》第 319 条：少阴病，下利六七日，咳而呕渴，心烦不得眠者，猪苓汤主之。

《金匮要略·脏腑经络先后病脉证第一》：夫诸病在脏欲攻之，当随其所得而攻之。如渴者，与猪苓汤，余皆仿此。

《金匮要略·消渴小便不利淋病脉证并治第十三》：脉浮，发热，渴欲饮水，小便不利者，猪苓汤主之。

③文蛤散

《伤寒论》第 141 条：病在阳，应以汗解之，反以冷水潠之，若灌之，其热被劫不得去，弥更益烦，肉上粟起，意欲饮水，反不渴者，服文蛤散；若不差者，与五苓散。寒实结胸，无热证者，与三物小陷胸汤。白散亦可服。

《金匮要略·消渴小便不利淋病脉证并治第十三》：渴欲饮水不止者，文蛤散主之。

④茯苓甘草汤

《伤寒论》第 73 条：伤寒，汗出而渴者，五苓散主之；不渴者，茯苓甘草汤主之。

《伤寒论》第 356 条：伤寒厥而心下悸，宜先治水，当服茯苓甘草汤，却治其厥；不尔，水渍入胃，必作利也。

⑤茯苓泽泻汤

《金匮要略·呕吐哕下利病脉证治第十七》：胃反，吐而渴欲饮水者，茯苓泽泻汤主之。

⑥泽泻汤

《金匮要略·痰饮咳嗽病脉证并治第十二》：心下有支饮，其人苦冒眩，泽泻汤主之。

⑦甘草干姜茯苓白术汤

《金匮要略·五脏风寒积聚病脉证并治第十一》：肾着之病，其人身体重，腰中冷，如坐水中，形如水状，反不渴，小便自利，饮食如故，病属下焦，身劳汗出，衣里冷湿，久久得之，腰以下冷痛，腹重如带五千钱，甘草干姜茯苓白术汤主之。

（2）剂量

茯苓类方的剂量见表附 –7。

表附 -7　茯苓类方

（单位：两）

方药	茯苓	猪苓	泽泻	白术	桂枝	甘草	姜	其他
五苓散	0.75	0.75	1.25	0.75	0.5	—	—	—
猪苓汤	1	1	1	—	—	—	—	阿胶1、滑石1
文蛤散	—	—	—	—	—	—	—	文蛤5
茯苓甘草汤	2	—	—	—	2	1	3（生）	—
茯苓泽泻汤	8	—	4	3	2	2	4（生）	—
泽泻汤	5	—	—	2	—	—	—	—
甘草干姜茯苓白术汤	4	—	—	2	—	2	4（干）	—

（3）用法

①五苓散

猪苓十八铢（去皮）　泽泻一两六铢　白术十八铢　茯苓十八铢　桂枝半两（去皮）

上五味，捣为散，以白饮和服方寸匕，日三服，多饮暖水，汗出愈。如法将息。

②猪苓汤

猪苓（去皮）　茯苓　泽泻　阿胶　滑石（碎）各一两

上五味，以水四升，先煮四味，取二升，去滓，纳阿胶烊消，温服七合，日三服。

③文蛤散

文蛤五两

读 书 笔 记

上一味为散，以沸汤和一方寸匕服，汤用五合。

④茯苓甘草汤

茯苓二两　桂枝二两（去皮）　甘草一两（炙）生姜三两（切）

上四味，以水四升，煮取二升，去滓，分温三服。

⑤茯苓泽泻汤

茯苓半斤　泽泻四两　甘草二两　桂枝二两白术三两　生姜四两

上六味，以水一斗，煮取三升，纳泽泻，再煮取二升半，温服八合，日三服。

⑥泽泻汤

泽泻五两　白术二两

上二味，以水二升，煮取一升，分温再服。

⑦甘草干姜茯苓白术汤

甘草　白术各二两　干姜　茯苓各四两

上四味，以水五升，煮取三升，分温三服，腰中即温。

5.承气类方

（1）条文

①大承气汤

《伤寒论》第208条：阳明病，脉迟，虽

汗出不恶寒者，其身必重，短气，腹满而喘，有潮热者，此外欲解，可攻里也。手足漐然汗出者，此大便已硬也，大承气汤主之。若汗多，微发热恶寒者，外未解也（一法与桂枝汤），其热不潮，未可与承气汤。若腹大满不通者，可与小承气汤，微和胃气，勿令至大泄下。

《伤寒论》第 209 条：阳明病，潮热，大便微硬者，可与大承气汤；不硬者，不可与之。若不大便六七日，恐有燥屎，欲知之法，少与小承气汤，汤入腹中，转矢气者，此有燥屎也，乃可攻之。若不转矢气者，此但初头硬，后必溏，不可攻之，攻之必胀满不能食也。欲饮水者，与水则哕。其后发热者，必大便复硬而少也，以小承气汤和之。不转矢气者，慎不可攻也。

知识要点

以小承气汤和之。

《伤寒论》第 212 条：伤寒若吐若下后不解，不大便五六日，上至十余日，日晡所发潮热，不恶寒，独语如见鬼状。若剧者，发则不识人，循衣摸床，惕而不安，微喘直视，脉弦者生，涩者死。微者，但发热谵语者，大承气汤主之。若一服利，则止后服。

《伤寒论》第 215 条：阳明病，谵语，有潮热，反不能食者，胃中必有燥屎五六枚也。

若能食者，但硬耳。宜大承气汤下之。

《伤寒论》第 217 条：汗出谵语者，以有燥屎在胃中，此为风也，须下者，过经乃可下之。下之若早，语言必乱，以表虚里实故也。下之则愈，宜大承气汤。

《伤寒论》第 220 条：二阳并病，太阳证罢，但发潮热，手足漐漐汗出，大便难而谵语者，下之则愈，宜大承气汤。

《伤寒论》第 238 条：阳明病，下之，心中懊憹而烦，胃中有燥屎者，可攻。腹微满，初头硬，后必溏，不可攻之。若有燥屎者，宜大承气汤。

《伤寒论》第 240 条：病人烦热，汗出则解，又如疟状，日晡所发热者，属阳明也。脉实者，宜下之；脉浮虚者，宜发汗。下之与大承气汤，发汗宜桂枝汤。

《伤寒论》第 241 条：大下后，六七日不大便，烦不解，腹满痛者，此有燥屎也。所以然者，本有宿食故也，宜大承气汤。

《伤寒论》第 242 条：病人小便不利，大便乍难乍易，时有微热，喘冒不能卧者，有燥屎也，宜大承气汤。

《伤寒论》第 251 条：得病二三日，脉弱，无太阳柴胡证，烦躁，心下硬，至四五日，虽能食，以小承气汤，少少与，微和之，令小安，至六日，与承气汤一升。若不大便六七日，小便少者，虽不受食，但初头硬，后必溏，未定成硬，攻之必溏；须小便利，屎定硬，乃可攻之，宜大承气汤。

《伤寒论》第 252 条：伤寒六七日，目中不了了，睛不和，无表里证，大便难，身微热者，此为实也，急下之，宜大承气汤。

《伤寒论》第 253 条：阳明病，发热汗多者，急下之，宜大承气汤。

《伤寒论》第 254 条：发汗不解，腹满痛者，急下之，宜大承气汤。

《伤寒论》第 255 条：腹满不减，减不足言，当下之，宜大承气汤。

《伤寒论》第 256 条：阳明少阳合病，必下利，其脉不负者，为顺也。负者，失也，互相克贼，名为负也。脉滑而数者，有宿食也，当下之，宜大承气汤。

《伤寒论》第 320 条：少阴病，得之二三日，口燥咽干者，急下之，宜大承气汤。

《伤寒论》第 321 条：少阴病，自利清水，色纯青，心下必痛，口干燥者，可下之，宜

知识要点

有宿食也，当下之，宜大承气汤。

大承气汤。

《伤寒论》第 322 条：少阴病，六七日，腹胀不大便者，急下之，宜大承气汤。

《金匮要略·痉湿暍病脉证治第二》：痉为病，胸满口噤，卧不着席，脚挛急，必齘齿，可与大承气汤。

《金匮要略·腹满寒疝宿食病脉证治第十》：腹满不减，减不足言，当须下之，宜大承气汤。

问曰：人病有宿食，何以别之？师曰：寸口脉浮而大，按之反涩，尺中亦微而涩，故知有宿食，大承气汤主之。

脉数而滑者，实也，此有宿食，下之愈，宜大承气汤。

下利不饮食者，有宿食也，当下之，宜大承气汤。

《金匮要略·呕吐哕下利病脉证治第十七》：下利，三部脉皆平，按之心下坚者，急下之，宜大承气汤。

下利，脉迟而滑者，实也。利未欲止，急下之，宜大承气汤。

下利，脉反滑者，当有所去，下乃愈，宜大承气汤。

下利已瘥，至其年月日时复发者，以病不尽故也，当下之，宜大承气汤。

《金匮要略·妇人产后病脉证治第二十一》：病解能食，七八日更发热者，此为胃实，大承气汤主之。

产后七八日，无太阳证，少腹坚痛，此恶露不尽，不大便，烦躁发热，切脉微实，再倍发热，日晡时烦躁者，不食，食则谵语，至夜即愈，宜大承气汤主之。热在里，结在膀胱也。

②小承气汤

《伤寒论》第 208 条：阳明病，脉迟，虽汗出不恶寒者，其身必重，短气，腹满而喘，有潮热者，此外欲解，可攻里也。手足濈然汗出者，此大便已硬也，大承气汤主之。若汗多，微发热恶寒者，外未解也（一法与桂枝汤），其热不潮，未可与承气汤。若腹大满不通者，可与小承气汤，微和胃气，勿令至大泄下。

《伤寒论》第 209 条：阳明病，潮热，大便微硬者，可与大承气汤；不硬者，不可与之。若不大便六七日，恐有燥屎，欲知之法，少与小承气汤，汤入腹中，转矢气者，此有燥屎也，乃可攻之。若不转矢气者，此但初头硬，

知识要点

若腹大满不通者，可与小承气汤，微和胃气，勿令至大泄下。

257

后必溏，不可攻之，攻之必胀满不能食也。欲饮水者，与水则哕。其后发热者，必大便复硬而少也，以小承气汤和之。不转矢气者，慎不可攻也。

《伤寒论》第213条：阳明病，其人多汗，以津液外出，胃中燥，大便必硬，硬则谵语，小承气汤主之。若一服谵语止者，更莫复服。

《伤寒论》第214条：阳明病，谵语，发潮热，脉滑而疾者，小承气汤主之。因与承气汤一升，腹中转气者，更服一升，若不转气者，勿更与之。明日又不大便，脉反微涩者，里虚也，为难治，不可更与承气汤也。

《伤寒论》第250条：太阳病，若吐若下若发汗后，微烦，小便数，大便因硬者，与小承气汤和之，愈。

《伤寒论》第251条：得病二三日，脉弱，无太阳柴胡证，烦躁，心下硬，至四五日，虽能食，以小承气汤，少少与，微和之，令小安，至六日，与承气汤一升。若不大便六七日，小便少者，虽不受食，但初头硬，后必溏，未定成硬，攻之必溏；须小便利，屎定硬，乃可攻之，宜大承气汤。

《伤寒论》第374条：下利谵语者，有燥

258

屎也，小承气汤。

《金匮要略·呕吐哕下利病脉证治第十七》：下利谵语者，有燥屎也，小承气汤主之。

《千金翼》小承气汤　治大便不通，哕，数谵语。

③调胃承气汤

《伤寒论》第29条：伤寒脉浮，自汗出，小便数，心烦，微恶寒，脚挛急，反与桂枝，欲攻其表，此误也，得之便厥。咽中干，烦躁，吐逆者，作甘草干姜汤与之，以复其阳。若厥愈足温者，更作芍药甘草汤与之，其脚即伸。若胃气不和，谵语者，少与调胃承气汤。若重发汗，复加烧针者，四逆汤主之。

《伤寒论》第70条：发汗后，恶寒者，虚故也。不恶寒，但热者，实也，当和胃气，与调胃承气汤。

《伤寒论》第94条：太阳病未解，脉阴阳俱停，必先振栗汗出而解。但阳脉微者，先汗出而解。但阴脉微者，下之而解。若欲下之，宜调胃承气汤。

《伤寒论》第105条：伤寒十三日，过经谵语者，以有热也，当以汤下之。若小便利者，大便当硬，而反下利，脉调和者，知医以丸

知识要点

虚故也。不恶寒，但热者，实也，当和胃气，与调胃承气汤。

259

药下之，非其治也。若自下利者，脉当微厥，今反和者，此为内实也，调胃承气汤主之。

《伤寒论》第 123 条：太阳病，过经十余日，心下温温欲吐，而胸中痛，大便反溏，腹微满，郁郁微烦。先此时自极吐下者，与调胃承气汤。若不尔者，不可与。但欲呕，胸中痛，微溏者，此非柴胡汤证，以呕故知极吐下也。

《伤寒论》第 207 条：阳明病，不吐不下，心烦者，可与调胃承气汤。

《伤寒论》第 248 条：太阳病三日，发汗不解，蒸蒸发热者，属胃也，调胃承气汤主之。

《伤寒论》第 249 条：伤寒吐后，腹胀满者，与调胃承气汤。

④桃核承气汤

《伤寒论》第 106 条：太阳病不解，热结膀胱，其人如狂，血自下，下者愈。其外不解者，尚未可攻，当先解其外；外解已，但少腹急结者，乃可攻之，宜桃核承气汤。

⑤抵当汤

《伤寒论》第 124 条：太阳病六七日，表证仍在，脉微而沉，反不结胸，其人发狂者，以热在下焦，少腹当硬满，小便自利者，下血乃愈。所以然者，以太阳随经，瘀热在里故也。

抵当汤主之。

《伤寒论》第125条：太阳病身黄，脉沉结，少腹硬，小便不利者，为无血也。小便自利，其人如狂者，血证谛也，抵当汤主之。

《伤寒论》第237条：阳明证，其人喜忘者，必有蓄血。所以然者，本有久瘀血，故令喜忘。屎虽硬，大便反易，其色必黑者，宜抵当汤下之。

《伤寒论》第257条：病人无表里证，发热七八日，虽脉浮数者，可下之。假令已下，脉数不解，合热则消谷善饥，至六七日不大便者，有瘀血，宜抵当汤。

《金匮要略·妇人杂病脉证并治第二十二》：妇人经水不利下，抵当汤主之。亦治男子膀胱满急，治有瘀血者。

⑥抵当丸

《伤寒论》第126条：伤寒有热，少腹满，应小便不利，今反利者，为有血也，当下之，不可余药，宜抵当丸。

⑦大陷胸汤

《伤寒论》第134条：太阳病，脉浮而动数，浮则为风，数则为热，动则为痛，数则为虚。头痛发热，微盗汗出，而反恶寒者，表未解也。

知识要点

当下之，不可余药，宜抵当丸。

医反下之，动数变迟，膈内拒痛，胃中空虚，客气动膈，短气躁烦，心中懊憹，阳气内陷，心下因硬，则为结胸，大陷胸汤主之。若不结胸，但头汗出，余处无汗，剂颈而还，小便不利，身必发黄。

《伤寒论》第 135 条：伤寒六七日，结胸热实，脉沉而紧，心下痛，按之石硬者，大陷胸汤主之。

《伤寒论》第 136 条：伤寒十余日，热结在里，复往来寒热者，与大柴胡汤。但结胸，无大热者，此为水结在胸胁也。但头微汗出者，大陷胸汤主之。

《伤寒论》第 137 条：太阳病，重发汗而复下之，不大便五六日，舌上燥而渴，日晡所小有潮热，从心下至少腹硬满，而痛不可近者，大陷胸汤主之。

《伤寒论》第 149 条：伤寒五六日，呕而发热者，柴胡汤证具，而以他药下之，柴胡证仍在者，复与柴胡汤。此虽已下之，不为逆，必蒸蒸而振，却发热汗出而解。若心下满而硬痛者，此为结胸也，大陷胸汤主之。但满而不痛者，此为痞，柴胡不中与之，宜半夏泻心汤。

⑧大陷胸丸

《伤寒论》第131条：病发于阳，而反下之，热入因作结胸；病发于阴，而反下之（一作汗出），因作痞也。所以成结胸者，以下之太早故也。结胸者，项亦强，如柔痉状，下之则和，宜大陷胸丸。

⑨小陷胸汤

《伤寒论》第138条：小结胸病，正在心下，按之则痛，脉浮滑者，小陷胸汤主之。

《伤寒论》第141条：病在阳，应以汗解之，反以冷水潠之，若灌之，其热被劫不得去，弥更益烦，肉上粟起，意欲饮水，反不渴者，服文蛤散；若不瘥者，与五苓散。寒实结胸，无热证者，与三物小陷胸汤。白散亦可服。

⑩麻子仁丸

《伤寒论》第247条：趺阳脉浮而涩，浮则胃气强，涩则小便数，浮涩相搏，大便则硬，其脾为约，麻子仁丸主之。

《金匮要略·五脏风寒积聚病脉证并治第十一》：趺阳脉浮而涩，浮则胃气强，涩则小便数，浮涩相搏，大便则坚，其脾为约，麻子仁丸主之。

⑪十枣汤

《伤寒论》第 152 条：太阳中风，下利呕逆，表解者，乃可攻之。其人埶埶汗出，发作有时，头痛，心下痞硬满，引胁下痛，干呕短气，汗出不恶寒者，此表解里未和也，十枣汤主之。

《金匮要略·痰饮咳嗽病脉证并治第十二》：病悬饮者，十枣汤主之。

咳家，其脉弦，为有水，十枣汤主之。

夫有支饮家，咳烦，胸中痛者，不卒死，至一百日或一岁，宜十枣汤。

⑫白散

《伤寒论》第 141 条：病在阳，应以汗解之，反以冷水潠之，若灌之，其热被劫不得去，弥更益烦，肉上粟起，意欲饮水，反不渴者，服文蛤散；若不瘥者，与五苓散。寒实结胸，无热证者，与三物小陷胸汤。白散亦可服。

《金匮要略·肺痿肺痈咳嗽上气病脉证治第七》：《外台》桔梗白散 治咳而胸满，振寒，脉数，咽干不渴，时出浊唾腥臭，久久吐脓如米粥者，为肺痈。

⑬蜜煎

《伤寒论》第 233 条：阳明病，自汗出，若发汗，小便自利者，此为津液内竭，虽硬不可攻之，当须自欲大便，宜蜜煎导而通之。若土瓜根及与大猪胆汁，皆可为导。

（2）剂量

承气类方的剂量见表附 -8。

表附 -8　承气类方

（单位：两）

方药	大黄	厚朴	枳实	芒硝	桃仁	水蛭	虻虫	其他
大承气汤	4（酒洗）	8	5枚	3合	—	—	—	—
小承气汤	4	2	3枚	—	—	—	—	—
调胃承气汤	4（清酒洗）	—	—	半升	—	—	—	甘草2
桃核承气汤	4	—	—	2	50个	—	—	桂枝2 甘草2
抵当汤	3（酒洗）	—	—	—	20个	30个	30个	—
抵当丸	3	—	—	—	25个	20个	20个	—
大陷胸丸	8	—	—	半升	—	—	—	甘遂末一钱匕，杏仁半升，葶苈子半升
大陷胸汤	6	—	—	1升	—	—	—	甘遂一钱匕
麻子仁丸	16	1尺	8	—	—	—	—	杏仁1升，芍药8，麻子仁2升
小陷胸汤	—	—	—	—	—	—	—	黄连1，半夏半升，瓜蒌实1枚
十枣汤	—	—	—	—	—	—	—	大枣10枚，芫花、甘遂、大戟等分
白散	—	—	—	—	—	—	—	桔梗、贝母3分，巴豆1分
蜜煎	—	—	—	—	—	—	—	食蜜7合

（3）用法

①大承气汤

大黄四两（酒洗）　厚朴半斤（炙，去皮）　枳实五枚（炙）　芒硝三合

上四味，以水一斗，先煮二物，取五升，去滓，纳大黄，更煮取二升，去滓，纳芒硝，更上微火一两沸，分温再服，得下，余勿服。

②小承气汤

大黄四两（酒洗）　厚朴二两（炙，去皮）　枳实三枚（大者，炙）

上三味，以水四升，煮取一升二合，去滓，分温二服。初服汤当更衣，不尔者，尽饮之，若更衣者，勿服之。

③调胃承气汤

大黄四两（去皮，清酒洗）　甘草二两（炙）　芒硝半升

上三味，以水三升，煮取一升，去滓，纳芒硝，更上火微煮令沸，少少温服之。

④桃核承气汤

桃仁五十个（去皮尖）　大黄四两　桂枝二两（去皮）　甘草二两（炙）　芒硝二两

上五味，以水七升，煮取二升半，去滓，纳芒硝，更上火，微沸下火，先食温服五合，

日三服，当微利。

⑤抵当汤

水蛭（熬）　虻虫各三十个（去翅、足，熬）　桃仁二十个（去皮尖）　大黄三两（酒洗）

上四味，以水五升，煮取三升，去滓，温服一升。不下，更服。

⑥抵当丸

水蛭二十个（熬）　虻虫二十个（去翅、足，熬）　桃仁二十五个（去皮尖）　大黄三两

上四味，捣分四丸，以水一升，煮一丸，取七合服之，晬时当下血，若不下者，更服。

⑦大陷胸汤

大黄六两（去皮）　芒硝一升　甘遂一钱匕

上三味，以水六升，先煮大黄取二升，去滓，纳芒硝，煮一两沸，纳甘遂末，温服一升，得快利止后服。

⑧大陷胸丸

大黄半斤　葶苈子半升（熬）　芒硝半升　杏仁半升（去皮尖，熬黑）

上四味，捣筛二味，纳杏仁、芒硝，合研如脂，和散，取如弹丸一枚，别捣甘遂末一钱匕，白蜜二合，水二升，煮取一升，温顿服之，一宿乃下，如不下，更服，取下为效，禁如药法。

知识要点

温顿服之，一宿乃下，如不下，更服，取下为效，禁如药法。

267

⑨小陷胸汤

黄连一两　半夏半升（洗）　瓜蒌实大者一枚

上三味，以水六升，先煮瓜蒌，取三升，去滓，纳诸药，煮取二升，去滓，分温三服。

⑩麻子仁丸

麻子仁二升　芍药半斤　枳实半斤（炙）　大黄一斤（去皮）　厚朴一尺（炙，去皮）　杏仁一升（去皮尖，熬，别作脂）

上六味，蜜和丸如梧桐子大，饮服十丸，日三服，渐加，以知为度。

⑪十枣汤

芫花（熬）　甘遂　大戟

上三味等分，各别捣为散，以水一升半，先煮大枣肥者十枚，取八合，去滓，内药末，强人服一钱匕，羸人服半钱，温服之，平旦服。若下少，病不除者，明日更服，加半钱，得快下利后，糜粥自养。

⑫白散

桔梗三分　巴豆一分（去皮心，熬黑研如脂）贝母三分

上三味为散，纳巴豆，更于白中杵之，以白饮和服，强人半钱匕，羸者减之。病在膈上必吐，在膈下必利，不利，进热粥一杯，

利过不止，进冷粥一杯。身热皮粟不解，欲引衣自覆，若以水潠之、洗之，益令热却不得出，当汗而不汗则烦。假令汗出已，腹中痛，与芍药三两如上法。

⑬蜜煎导方

食蜜七合

上一味，于铜器内，微火煎，当须凝如饴状，搅之勿令焦著，欲可丸，并手捻作挺，令头锐，大如指，长二寸许。当热时急作，冷则硬。以内谷道中，以手急抱，欲大便时乃去之。

猪胆汁方（附方）

又大猪胆一枚，泻汁，和少许法醋，以灌谷道内，如一食顷，当大便出宿食恶物，甚效。

6. 四逆类方

（1）条文

①四逆汤

《伤寒论》第29条：伤寒脉浮，自汗出，小便数，心烦，微恶寒，脚挛急，反与桂枝，欲攻其表，此误也，得之便厥。咽中干，烦躁，吐逆者，作甘草干姜汤与之，以复其阳。若厥愈足温者，更作芍药甘草汤与之，其脚即伸。若胃气不和谵语者，少与调胃承气汤。

知识要点

一食顷，当大便出宿食恶物，甚效。

若重发汗，复加烧针者，四逆汤主之。

《伤寒论》第91条：伤寒，医下之，续得下利，清谷不止，身疼痛者，急当救里；后身疼痛，清便自调者，急当救表。救里宜四逆汤，救表宜桂枝汤。

《伤寒论》第92条：病发热头痛，脉反沉，若不瘥，身体疼痛，当救其里。

《伤寒论》第225条：脉浮而迟，表热里寒，下利清谷者，四逆汤主之。

《伤寒论》第323条：少阴病，脉沉者，急温之，宜四逆汤。

《伤寒论》第324条：少阴病，饮食入口则吐，心中温温欲吐，复不能吐。始得之，手足寒，脉弦迟者，此胸中实，不可下也，当吐之。若膈上有寒饮，干呕者，不可吐也，当温之，宜四逆汤。

《伤寒论》第353条：大汗出，热不去，内拘急，四肢疼，又下利厥逆而恶寒者，四逆汤主之。

《伤寒论》第354条：大汗，若大下利，而厥冷者，四逆汤主之。

《伤寒论》第372条：下利腹胀满，身体疼痛者，先温其里，乃攻其表。温里宜四逆汤，攻表宜桂枝汤。

《伤寒论》第377条：呕而脉弱，小便复利，身有微热，见厥者难治，四逆汤主之。

《伤寒论》第388条：吐利汗出，发热恶寒，四肢拘急，手足厥冷者，四逆汤主之。

《伤寒论》第389条：既吐且利，小便复利，而大汗出，下利清谷，内寒外热，脉微欲绝者，四逆汤主之。

《金匮要略·呕吐哕下利病脉证治第十七》：呕而脉弱，小便复利，身有微热，见厥者难治。四逆汤主之。

下利，腹胀满，身体疼痛者，先温其里，乃攻其表。温里宜四逆汤，攻表宜桂枝汤。

②四逆加人参汤

《伤寒论》第385条：恶寒，脉微而复利，利止亡血也，四逆加人参汤主之。

③通脉四逆汤

《伤寒论》第317条：少阴病，下利清谷，里寒外热，手足厥逆，脉微欲绝，身反不恶寒，其人面色赤，或腹痛，或干呕，或咽痛，或利止脉不出者，通脉四逆汤主之。

《伤寒论》第370条：下利清谷，里寒外热，汗出而厥者，通脉四逆汤主之。

《金匮要略·呕吐哕下利病脉证治第十七》：下利清谷，里寒外热，汗出而厥者，通脉四逆汤主之。

④通脉四逆加猪胆汤

《伤寒论》第390条：吐已下断，汗出而厥，四肢拘急不解，脉微欲绝者，通脉四逆加猪胆汤主之。

⑤白通汤

《伤寒论》第314条：少阴病，下利，白通汤主之。

《伤寒论》第315条：少阴病，下利脉微者，与白通汤。利不止，厥逆无脉，干呕烦者，白通加猪胆汁汤主之。服汤脉暴出者死，微续者生。

⑥白通加猪胆汤

《伤寒论》第315条：少阴病，下利脉微者，与白通汤。利不止，厥逆无脉，干呕烦者，白通加猪胆汁汤主之。服汤脉暴出者死，微续者生。

⑦干姜附子汤

《伤寒论》第61条：下之后，复发汗，昼日烦躁不得眠，夜而安静，不呕，不渴，无表证，脉沉微，身无大热者，干姜附子汤主之。

⑧甘草干姜汤

《伤寒论》第29条：伤寒脉浮，自汗出，小便数，心烦，微恶寒，脚挛急，反与桂枝，欲攻其表，此误也，得之便厥。咽中干，烦躁，吐逆者，作甘草干姜汤与之，以复其阳。若厥愈足温者，更作芍药甘草汤与之，其脚即伸。若胃气不和谵语者，少与调胃承气汤。若重发汗，复加烧针者，四逆汤主之。

《伤寒论》第30条：问曰：证象阳旦，按法治之而增剧，厥逆，咽中干，两胫拘急而谵语。师曰：言夜半手足当温，两脚当伸，后如师言。何以知此？答曰：寸口脉浮而大，浮为风，大为虚，风则生微热，虚则两胫挛，病形像桂枝，因加附子参其间，增桂令汗出，附子温经，亡阳故也。厥逆，咽中干，烦躁，阳明内结，谵语烦乱，更饮甘草干姜汤，夜半阳气还，两足当热，胫尚微拘急，重与芍药甘草汤，尔乃胫伸，以承气汤微溏，则止其谵语，故知病可愈。

《金匮要略·肺痿肺痈咳嗽上气病脉证治第七》：肺痿吐涎沫而不咳者，其人不渴，必遗尿，小便数，所以然者，以上虚不能制下故也。此为肺中冷，必眩，多涎唾，甘草

273

干姜汤以温之。若服汤已渴者，属消渴。

⑨茯苓四逆汤

《伤寒论》第69条：发汗，若下之，病仍不解，烦躁者，茯苓四逆汤主之。

⑩当归四逆汤：

《伤寒论》第351条：手足厥寒，脉细欲绝者，当归四逆汤主之。

⑪当归四逆加吴茱萸生姜汤

《伤寒论》第352条：若其人内有久寒者，宜当归四逆加吴茱萸生姜汤主之。

⑫四逆散

少阴病，四逆，其人或咳或悸，或小便不利，或腹中痛，或泄利下重者，四逆散主之。

（2）剂量

四逆类方、四逆散的剂量及加减见表附–9～表附–12。

表附–9　四逆类方

（单位：两）

方药	附子	干姜	甘草	其他
四逆汤	1枚（强人大）	1.5（强人3）	2	—
四逆加人参汤	1枚	1.5	2	人参1
通脉四逆汤	1枚（大）	3（强人4）	2	—

续表

方药	附子	干姜	甘草	其他
通脉四逆加猪胆汤	1 枚（大）	3（强人 4）	2	猪胆汁半合
白通汤	1 枚	1	—	葱白 4 茎
白通加猪胆汤	1 枚	1	—	猪胆汁 1 合、葱白 4 茎、人尿 5 合
干姜附子汤	1 枚	1	—	—
甘草干姜汤		2	4	—
茯苓四逆汤	1 枚	1.5	2	人参 1、茯苓 4

表附 –10　当归四逆汤及加味方

（单位：两）

方药	甘草	当归	桂枝	芍药	细辛	通草	大枣	吴茱萸	生姜	清酒
当归四逆汤	2	3	3	3	3	2	25 枚（一法 12 枚）	—	—	—
当归四逆加吴茱萸生姜汤	2	3	3	3	3	2	25 枚	2 升	半斤	6 升

表附 –11　四逆散及其方后加减法

（单位：分）

方药	甘草	枳实	柴胡	芍药	其他
四逆散	10	10	10	10	—
咳者	10	10	10	10	五味子 5，干姜 5
悸者	10	10	10	10	桂枝 5
小便不利者	10	10	10	10	茯苓 5
腹中痛者	10	10	10	10	附子 1 枚
泄利下重者	10	10	10	10	水 5 升，煮薤白 3 升

表附-12 通脉四逆汤及其方后加减法

（单位：两）

方药	附子	干姜	甘草	其他
通脉四逆汤	1枚（大）	3（强人4）	2	—
面色赤者	1枚（大）	3（强人4）	2	葱9茎
腹中痛者	1枚（大）	3（强人4）	2	芍药2
呕者	1枚（大）	3（强人4）	2	生姜2
咽痛者	1枚（大）	3（强人4）	2	桔梗1
利止脉不出者	1枚（大）	3（强人4）	2	人参2

（3）用法

①四逆汤

甘草二两（炙）　干姜一两半　附子一枚（生用，去皮，破八片）

上三味，以水三升，煮取一升二合，去滓，分温再服。强人可大附子一枚，干姜三两。

②四逆加人参汤

甘草二两（炙）　附子一枚（生，去皮，破八片）　干姜两半　人参一两

上四味，以水三升，煮取一升二合，去滓，分温再服。

③通脉四逆汤

甘草二两（炙）　附子大者一枚（生用，去皮，破八片）　干姜三两（强人可四两）

上三味，以水三升，煮取一升二合，去滓，分温再服，其脉即出者愈。面色赤者，加葱九茎；腹中痛者，去葱，加芍药二两；呕者，加生姜二两；咽痛者，去芍药，加桔梗一两；利止脉不出者，去桔梗，加人参二两。病皆与方相应者，乃服之。

④通脉四逆加猪胆汤

甘草二两（炙）　干姜三两（强人可四两）　附子大者一枚（生，去皮，破八片）　猪胆汁半合

上四味，以水三升，煮取一升二合，去滓，内猪胆汁，分温再服，其脉即来，无猪胆，以羊胆代之。

⑤白通汤

葱白四茎　干姜一两　附子一枚（生，去皮，破八片）

上三味，以水三升，煮取一升，去滓，分温再服。

⑥白通加猪胆汤

葱白四茎　干姜一两　附子一枚（生，去皮，破八片）　人尿五合　猪胆汁一合

上五味，以水三升，煮取一升，去滓，纳胆汁、人尿，和令相得，分温再服。若无胆，亦可用。

⑦干姜附子汤

干姜一两　附子一枚（生用，去皮，破八片）

上二味，以水三升，煮取一升，去滓，顿服。

⑧甘草干姜汤

甘草四两（炙）　干姜二两

上二味，以水三升，煮取一升五合，去滓，分温再服。

⑨茯苓四逆汤

茯苓四两　人参一两　附子一枚（生用，去皮，破八片）　甘草二两（炙）　干姜一两半

上五味，以水五升，煮取三升，去滓，温服七合，日二服。

⑩当归四逆汤

当归三两　桂枝三两（去皮）　芍药三两　细辛三两　甘草二两（炙）　通草二两　大枣二十五枚（擘。一法，十二枚）

上七味，以水八升，煮取三升，去滓，温服一升，日三服。

⑪当归四逆加吴茱萸生姜汤

当归三两　芍药三两　甘草二两（炙）　通草二两　桂枝三两（去皮）　细辛三两　生姜半斤（切）　吴茱萸二升　大枣二十五枚（擘）

上九味，以水六升，清酒六升，和煮取五升，去滓，温分五服。一方，水酒各四升。

⑫四逆散

甘草（炙）　枳实（破，水渍，炙干）　柴胡　芍药

上四味，各十分，捣筛，白饮和服方寸匕，日三服。咳者，加五味子、干姜各五分，并主下利；悸者，加桂枝五分；小便不利者，加茯苓五分；腹中痛者，加附子一枚，炮令坼；泄利下重者，先以水五升煮薤白三升。煮取三升，去滓，以散三方寸匕纳汤中，煮取一升半。分温再服。

7.葛根、白虎、栀子类方

（1）条文

①葛根汤

《伤寒论》第31条：太阳病，项背强几几，无汗恶风，葛根汤主之。

《伤寒论》第32条：太阳与阳明合病者，必自下利，葛根汤主之。

《金匮要略·痉湿暍病脉证治第二》：太阳病，无汗而小便反少，气上冲胸，口噤不得语，欲作刚痉，葛根汤主之。

②葛根加半夏汤

《伤寒论》第 33 条：太阳与阳明合病，不下利，但呕者，葛根加半夏汤主之。

③葛根黄芩黄连汤

《伤寒论》第 34 条：太阳病，桂枝证，医反下之，利遂不止，脉促者，表未解也，喘而汗出者，葛根黄连黄芩汤主之。

④白虎汤

《伤寒论》第 170 条：伤寒脉浮，发热无汗，其表不解，不可与白虎汤。渴欲饮水，无表证者，白虎加人参汤主之。

《伤寒论》第 176 条：伤寒脉浮滑，此以表有热，里有寒，白虎汤主之。

《伤寒论》第 219 条：三阳合病，腹满身重，难以转侧，口不仁，面垢，谵语遗尿，发汗则谵语，下之则额上生汗，手足逆冷。若自汗出者，白虎汤主之。

《伤寒论》第 350 条：伤寒脉滑而厥者，里有热，白虎汤主之。

⑤白虎加人参汤

《伤寒论》第 26 条：服桂枝汤，大汗出后，大烦渴不解，脉洪大者，白虎加人参汤主之。

《伤寒论》第 168 条：伤寒若吐若下后，

七八日不解，热结在里，表里俱热，时时恶风，大渴，舌上干燥而烦，欲饮水数升者，白虎加人参汤主之。

《伤寒论》第169条：伤寒无大热，口燥渴，心烦，背微恶寒者，白虎加人参汤主之。

《伤寒论》第170条：伤寒脉浮，发热无汗，其表不解，不可与白虎汤，渴欲饮水，无表证者，白虎加人参汤主之。

《伤寒论》第222条：若渴欲饮水，口干舌燥者，白虎加人参汤主之。

《金匮要略·痉湿暍病脉证治第二》：太阳中热者，暍是也。汗出恶寒，身热而渴，白虎加人参汤主之。

《金匮要略·消渴小便不利淋病脉证并治第十三》：渴欲饮水，口干舌燥者，白虎加人参汤主之。

⑥白虎加桂枝汤

《金匮要略·疟病脉证并治第四》：温疟者，其脉如平，身无寒但热，骨节疼烦，时呕，白虎加桂枝汤主之。

⑦竹叶石膏汤

《伤寒论》第397条：伤寒解后，虚羸少气，气逆欲吐者，竹叶石膏汤主之。

⑧麦门冬汤

《金匮要略·肺痿肺痈咳嗽上气病脉证治第七》：大逆上气，咽喉不利，止逆下气者，麦门冬汤主之。

⑨栀子豉汤

《伤寒论》第76条：发汗后，水药不得入口为逆，若更发汗，必吐下不止。发汗吐下后，虚烦不得眠，若剧者，必反复颠倒，心中懊侬，栀子豉汤主之；若少气者，栀子甘草豉汤主之；若呕者，栀子生姜豉汤主之。

《伤寒论》第77条：发汗若下之而烦热，胸中窒者，栀子豉汤主之。

《伤寒论》第78条：伤寒五六日，大下之后，身热不去，心中结痛者，未欲解也，栀子豉汤主之。

《伤寒论》第81条：凡用栀子汤，病人旧微溏者，不可与服之。

《伤寒论》第221条：阳明病，脉浮而紧，咽燥口苦，腹满而喘，发热汗出，不恶寒反恶热，身重者。若发汗则燥，心愦愦反谵语。若加温针，必怵惕烦躁不得眠。若下之，则胃中空虚，客气动膈，心中懊侬，舌上苔者，栀子豉汤主之。

《伤寒论》第 228 条：阳明病，下之，其外有热，手足温，不结胸，心中懊憹，饥不能食，但头汗出者，栀子豉汤主之。

《伤寒论》第 375 条：下利后更烦，按之心下濡者，为虚烦也，宜栀子豉汤。

《金匮要略·呕吐哕下利病脉证治第十七》：下利后更烦，按之心下濡者，为虚烦也，栀子豉汤主之。

⑩栀子甘草豉汤

《伤寒论》第 76 条：发汗后，水药不得入口为逆，若更发汗，必吐下不止。发汗吐下后，虚烦不得眠，若剧者，必反复颠倒，心中懊憹，栀子豉汤主之；若少气者，栀子甘草豉汤主之；若呕者，栀子生姜豉汤主之。

⑪栀子生姜豉汤

《伤寒论》第 318 条：发汗后，水药不得入口为逆，若更发汗，必吐下不止。发汗吐下后，虚烦不得眠，若剧者，必反复颠倒，心中懊憹，栀子豉汤主之；若少气者，栀子甘草豉汤主之；若呕者，栀子生姜豉汤主之。

⑫栀子厚朴汤

《伤寒论》第 79 条：伤寒下后，心烦腹满，卧起不安者，栀子厚朴汤主之。

⑬ 栀子干姜汤

《伤寒论》第80条：伤寒，医以丸药大下之，身热不去，微烦者，栀子干姜汤主之。

⑭ 栀子柏皮汤

《伤寒论》第261条：伤寒身黄发热者，栀子柏皮汤主之。

⑮ 枳实栀子豉汤

《伤寒论》第393条：大病瘥后劳复者，枳实栀子豉汤主之。

⑯ 栀子大黄汤

《金匮要略·黄疸病脉证并治第十五》：酒黄疸，心中懊憹，或热痛，栀子大黄汤主之。

（2）剂量

葛根类方、白虎类方、栀子类方的剂量及加减见表附-13～表附-16。

表附-13　葛根类方

（单位：两）

方药	葛根	麻黄	桂枝	生姜	甘草	芍药	其他
葛根汤	4	3	2	3	2	2	大枣12枚
葛根加半夏汤	4	3	2	2	2	2	大枣12枚，半夏半升
葛根黄芩黄连汤	8	—	—	—	2	—	黄芩3，黄连3

表附-14 白虎类方

（单位：两）

方药	甘草	知母	石膏	粳米	其他
白虎汤	2	6	16	6合	—
白虎加人参汤	2	6	16	6合	人参3
白虎加桂枝汤	2	6	16	2合	桂枝3
竹叶石膏汤	2	—	16	0.5升	竹叶2把，半夏0.5升，人参2，麦门冬1升
麦门冬汤	2	—	—	3合	大枣12枚，半夏1升，人参2，麦门冬7升

表附-15 栀子类方

（单位：两）

方药	栀子	淡豆豉	甘草	其他
栀子豉汤	14个	4合	—	—
栀子甘草豉汤	14个	4合	2	—
栀子生姜豉汤	14个	4合		生姜5
栀子厚朴汤	14个	—	—	厚朴4，枳实4枚
栀子干姜汤	14个	—	—	干姜2
栀子柏皮汤	15个肥栀子	—	1	黄柏2
枳实栀子豉汤	14个	1升	—	枳实3枚
栀子大黄汤	14个	1升	—	大黄1、枳实5枚

表附-16 枳实栀子豉汤及其加减法

（单位：两）

方药	栀子	香豉	枳实	其他
枳实栀子豉汤	14个	1升	3枚	—
若有宿食者	14个	1升	3枚	加大黄5~6枚

（3）用法

①葛根汤

葛根四两　麻黄三两（去节）　桂枝二两（去皮）生姜三两（切）　甘草二两（炙）　芍药二两大枣十二枚（擘）

上七味，以水一斗，先煮麻黄、葛根，减二升，去白沫，纳诸药，煮取三升，去滓，温服一升，覆取微似汗，余如桂枝法将息及禁忌。诸汤皆仿此。

②葛根加半夏汤

葛根四两　麻黄三两（去节）　甘草二两（炙）　芍药二两　桂枝二两（去皮）　生姜二两（切）　半夏半升（洗）　大枣十二枚（擘）

上八味，以水一斗，先煮葛根、麻黄，减二升，去白沫，纳诸药，煮取三升，去滓，温服一升。覆取微似汗。

③葛根黄芩黄连汤

葛根半斤　甘草二两（炙）　黄芩三两　黄连三两

上四味，以水八升，先煮葛根，减二升，纳诸药，煮取二升，去滓，分温再服。

④白虎汤

知母六两　石膏一斤（碎）　甘草二两（炙）粳米六合

上四味，以水一斗，煮米熟，汤成去滓，温服一升，日三服。

⑤白虎加人参汤

知母六两　石膏一斤（碎，绵裹）　甘草二两（炙）　粳米六合　人参三两

上五味，以水一斗，煮米熟汤成，去滓，温服一升，日三服。此方立夏后立秋前乃可服，立秋后不可服。正月、二月、三月尚凛冷，亦不可与服之，与之则呕利而腹痛。诸亡血虚家亦不可与，得之则腹痛。但可温之，当愈。

⑥白虎加桂枝汤

知母六两　甘草二两（炙）　石膏一斤　粳米二合　桂枝三两（去皮）

上剉，每五钱，水一盏半，煎至八分，去滓，温服，汗出愈。

⑦竹叶石膏汤

竹叶二把　石膏一斤　半夏半升（洗）　麦门冬一升（去心）　人参二两　甘草二两（炙）　粳米半斤

上七味，以水一斗，煮取六升，去滓，纳粳米，煮米熟，汤成去米，温服一升，日三服。

⑧麦门冬汤

麦门冬七升　半夏一升　人参二两　甘草二两　粳米三合　大枣十二枚

287

上六味，以水一斗二升，煮取六升，温服一升，日三夜一服。

⑨栀子豉汤

栀子十四个（擘）　香豉四合（绵裹）

上二味，以水四升，先煮栀子，得二升半，纳豉，煮取一升半，去滓，分为二服，温进一服，得吐者，止后服。

⑩栀子甘草豉汤

栀子十四个（擘）　甘草二两（炙）　香豉四合（绵裹）

上三味，以水四升，先煮栀子、甘草，取二升半，纳豉，煮取一升半，去滓，分二服，温进一服，得吐者，止后服。

⑪栀子生姜豉汤

栀子十四个（擘）　生姜五两　香豉四合（绵裹）

上三味，以水四升，先煮栀子、生姜，取二升半，纳豉，煮取一升半，去滓，分二服，温进一服，得吐者，止后服。

⑫栀子厚朴汤

栀子十四个（擘）　厚朴四两（炙，去皮）　枳实四枚（水浸，炙令黄）

上三味，以水三升半，煮取一升半，去滓，分二服，温进一服，得吐者，止后服。

⑬ 栀子干姜汤

栀子十四个（擘）　干姜二两

上二味，以水三升半，煮取一升半，去滓，分二服，温进一服，得吐者，止后服。

⑭ 栀子柏皮汤

肥栀子十五个（擘）　甘草一两（炙）　黄柏二两

上三味，以水四升，煮取一升半，去滓，分温再服。

⑮ 枳实栀子豉汤

枳实三枚（炙）　栀子十四个（擘）　香豉一升（绵裹）

上三味，以清浆水七升，空煮取四升，纳枳实、栀子，煮取三升，下豉，更煮五六沸，去滓，温分再服，覆令微似汗。若有宿食者，纳大黄如博棋子五六枚，服之愈。

⑯ 栀子大黄汤

栀子十四枚　大黄一两　枳实五枚　香豉一升

上四味，以水六升，煮取二升，分温三服。

知识要点

温分再服，覆令微似汗。

二、经方类方歌括

1. 理中类方

理中参草干姜术，三两丸汤啜粥捂。

脐冲腹满术当去，吐多姜三亦去术，

脐筑加桂四两治，熟附一枚腹满除，

利多留术君须记，渴饮术至四两五，

腹痛人参应大剂，寒者干姜亦此数，

悸增苓二八变布，丸递皆为腹热筹。

真武苓芍术附姜，附一术二余药三，

附子参二苓芍修，附二术四寒痛灸，

尿短肢重欲擗地，温渗水气北方候。

四变咳首溲利呕，味半升一姜辛投，

溲多耗津去茯苓，利下去芍姜二守，

呕去炮附加生姜，八两四药水阳谋。

桂附三五去芍药，甘附二四术缓图，

骨节疼烦难转侧，桂草四二风湿逐。

桂附去桂加术四，二法一方二便主。

芍甘附三一虚故，苓桂四三二甘术。

桂枝人参表里顾，桂草四两桂后入。

理中用术不离土，姜桂附参芍草茯。

2. 柴胡类方

小柴八两加芍阴，枣十二枚夏半升，

三两姜参芩与草，去滓再煎推致新。

七变渴咳热烦胸，痛悸去芩胁痞硬，

腹痛芍三悸四苓，除枣四牡治痞硬。

去夏四两五人参，治渴四两瓜蒌根，

咳除生姜枣与参，二干姜暖味半升，

两去芩夏三去参，外有微热三桂成，

蒌实一枚除夏参，主治不呕并烦胸。

大柴芍三去草参，加枳四枚或二军。

柴胡姜桂八二三，蒌四芩三二牡甘。

柴胡桂枝桂半用，柴芩夏参四味轻。

柴加龙牡先去甘，小柴半量宣郁阳，

两半龙牡铅桂苓，二军后入三焦畅。

柴胡加芒硝二两，柴胡证解三一量。

去滓再煎生甘半，三泻三柴八两旋。

3. 泻心类方

泻心半夏一连寻，枣十二枚夏半升。

三两姜参芩与草，干姜非生术理中。

生姜泻心汗余证，干姜一两四两生。

甘草泻心除去参，草四两治腹雷鸣。

大黄黄连泻心汤，麻沸汤调二一方。

附子泻心一枚详，渍一芩连二大黄。

黄连姜桂三三三，枣夏参二三两甘。

黄芩三两二芍甘，枣平加姜小阴旦。

芩加夏半生姜三，干姜芩连参三汤。

旋赭三一枣夏平，五姜二参三草行。

朴姜半斤草夏参，八姜一参二草成。

黄连阿胶汤四三，二枚鸡子只取黄，

二两芩芍心烦治，五味朱雀睡眠难。

4. 茯苓类方

五苓散三二苓术，桂二泽五饮汗苏。

猪苓汤胶滑泽茯，一眠渴烦去桂术。

文蛤散币沸汤煮，冷水病在阳劫粟。

茯苓甘草二桂茯，生姜平水一草入。

茯苓泽泻姜四吐，苓八桂二二甘术。

泽泻汤五冒二术，苓姜四四二甘术。

五苓四泽四番术，三姜甘桂两次猪。

5. 承气类方

承气大黄四四同，朴枳八五合三冲。

去硝二三大变小，调胃二草半升硝。

桃承五十二桂草，大黄酒洗二两硝。

麻丸二约知度润，八芍枳枚度量衡，

一朴杏黄尺升斤。小一连蒌夏半升。

大丸杏硝苈黄缓，半币甘遂项强攻。

陷汤黄六硝一升，一币甘遂晡满痛。

抵虻三十小便好，三军酒洗二十桃。

丸用四一二十少①，腹瘀黄三二五桃。

十枣戟遂芫汗同，白散贝桔巴寒胸。

蜜煎方挺土瓜根，胆汁方醋导欲通。

6. 四逆类方

四逆除白二两甘，生附一枚姜两半。

逆加参一利亡血，强人大附干姜三。

病皆与方相应者，通脉四逆姜四三。

面赤葱九芍腹痛，二呕生姜一桔咽。

去葱去芍去桔递，利止不出参二三。

通加胆半脉微绝，白通三味治戴阳，

葱白四茎一附姜，尿五合一加胆汤。

姜附去葱顿夜安，昼日烦躁不得眠。

草姜四二唾数干，上虚肺冷复其阳。

苓逆苓四参一烦，归逆二十五枣尝，

归辛桂芍三二甘，通二七味手足寒。

内有久寒加萸姜，六升酒二半斤姜。

四逆散各十分当，柴草枳芍五变忙。

咳味干姜悸桂能，溲难加苓俱五分，

---

① 　少：音"绍"。

炮附一枚治腹痛，下重薤白送三升。

伤寒七方或然证，二四二小枳武中。

7.葛根白虎栀子类方

葛汤四枣利无汗，麻姜三二桂芍甘，

加夏半升呕二姜，葛八甘二芩连三。

白虎六知脉滑汗，斤膏六合米二甘。

加参三脉渴热汗，加桂三二米疟烦。

竹膏去知二参甘，竹麦夏逆二一半。

麦汤七逆一升半，枣平三米二参甘。

栀豉十四四合烦，少气甘二呕五姜。

栀朴枳枚四心烦，三味腹满卧不安。

栀干姜二热微烦。栀子柏皮二一甘。

枳栀三枚水清浆，豉一劳复微似汗。

黄五六枚宿食豉，金四栀黄五一疸。

扫码获取

☆ 微课视频
☆ 科普课程
☆ 健康饮食

后 记

　　笔者在近 30 年的中医临床生涯中，接触糖尿病是很早的了，但是系统地思考和治疗糖尿病是近几年的事情。

　　笔者的感悟是，不要预先给自己的临床设定边界——比如糖尿病的病机是什么样的，比如中医治疗糖尿病可以跳过数字检测，比如糖尿病可以用某医家的经验来治疗……

　　世界每天都在变，疾病每天也在变，同时疾病的规律每天也都在发生新的变化。

　　借着对某一个疾病的研究来丰富和充实自己的临床思维，这是最靠谱的事情。

　　临床以见症为准，以疗效为准。当然这个疗效是"立足长效，求速效"的疗效。这是最靠谱的事情。

　　不知道大家有没有这样的经历：当你兴冲冲地把你苦思冥想得来的一点点闪光的思想

知识要点

　　借着对某一个疾病的研究来丰富和充实自己的临床思维。

分享给他人的时候，对方的反应并没有你想象的那么强烈。为什么会这样呢？因为他们对这点思想的觉悟在"纸上得来终觉浅"的程度。

"见山是山"，自然没有什么新鲜的感觉。要达到"见山还是山"的境界，没有一番风霜苦，没有几番思考的纠结和煎熬，这个"还"是断断加不上的，这个"还"里有究竟，有底里，有"一言以终"。

"中医治人，人治病"，就好比是一座山。

刚上中医药大学不久好像就懂了，但上着上着似乎就不懂了，而当你再懂的时候，你可能就离真正的中医不远了。

中医治病吗？答案是肯定的，但是只有"无问其病"，才能真正会治病。

中医怎么治人？也许"知其要者""谨察阴阳所在而调之"是不错的答案。

笔者在系统地思考和研究糖尿病之前，通过对痤疮、黑斑、银屑病的临床研究，已经把"中医治人，人治病"琢磨出些究竟来了。

什么叫"中医治人，人治病"？用一个词解释的话，笔者认为"根治"是最合适的；用一句话来解释，就是"治病必求于本"。

本＝根，治病必求于本＝根治。

中医基础理论是"道"，中医临床理论是"术"，中医临床规矩是"器"。这几者是不可互相替代的。要说哪个重要？哪个都重要！因为缺了哪个都完不成治疗的全过程。

琢磨、推敲、研究，都是在某些机缘巧合之下，剥离真相上面那层薄薄的纱。

而笔者揭开中医治疗糖尿病这层纱，得益于胡天宝老师。

虽然笔者已经在其他一些疾病上练就了一双"中医之眼"，可以叫"眼高"。但胡天宝老师纯粹的中医实践，直接让笔者在糖尿病上面有了动"手"的冲动，在广汗法纯中医病房开始系统关注代谢综合征和糖尿病，并且已经有了不错的成效。

纯中医病房模式＋代谢病科学研究＋广汗法"中"医理论＝本书。

科学中医，科技中医，现代中医，在又一个病种上发挥出惊人的力量。

能有这本小书出来，作为中医大花园中的一朵小花，首先要感谢的是代谢病上笔者的启蒙老师——胡天宝老师，同时要感谢山西

知识要点

病房模式

科学研究

"中"医理论

297

读 书 笔 记

省中西医结合医院院领导的大力支持，还要感谢病房一线的医生、护理人员、研究生及广汗法志愿者们所做的一切工作，感谢大家的支持。

2020 年 12 月 28 日于龙城

扫码获取

☆ 微课视频
☆ 科普课程
☆ 健康饮食

跋——别看！这本书颠覆了我对糖尿病的认知！

一口气读完这本书，整个人都"不好"了。

原本觉得母亲的糖尿病就那样了，吃着最基础的降糖药，偶尔配点中药水丸调护一下脾胃，让血糖控制在合适的范围内，这就已经挺不错了。

但是，当我读完这本书的时候，心又乱了，有点儿激动，有点儿慌张，甚至有点儿不知所措。糖尿病竟然可以停药？停药后的血糖竟然可以稳定在正常范围内？

因为听到糖尿病根治的消息而激动，因为害怕南柯一梦而慌张，以及在各种信息和情绪下的不知所措。

回过头来，我们不妨先看看目前学术界对糖尿病的认识："部分患者在糖耐量减低阶段的糖代谢异常是可逆的，经过治疗能恢复正常。但糖代谢紊乱在进入临床期后，其病变一般是不可逆的……"

于是坊间便有了"糖尿病目前治不好""得了糖尿病就需要终身服药"等不同的认识。

所以学医多年的我，对待糖尿病采取的依然是积极延缓疾病进展的策略，直到我读了师叔张英栋先生的这本书。

糖尿病到底应该怎么治疗？这个病是不是终身的？是西医的认识太片面？还是中医的认识太自信？我们真的需要好好思考。

曾经和一些中医同道讨论过这些问题：

有人说医学是动态的，不断进步的医学。所以会出现很多昨是而今非的理论和提法。我同意这个观点，今天解决不了的问题并不意味着将来也解决不了，因为有这样的希望，所以国内、国际上有些人会选择把目前患有疑难杂症的患者冰冻起来，期待着将来医学攻克这一难题后解冻。这本书对糖尿病的诊疗，给出了颠覆性的认识。从此，糖尿病终身制的认知或被打破。

有人说西医目前的认知不能清晰地解释糖尿病的来龙去脉，很多理论目前还仅仅是假说，所以西医的认知是片面的。

有人说中医在治疗糖尿病方面有点儿盲目自信，没有足够大的样本量，就说自己能治好糖尿病。这话说得也没错，凡是不能阐释清楚"所以然"的中医，都可以看作是吹牛！等于盲目自信。

讨论并不一定有结果，但观点一定需要碰撞。师叔张英栋先生得知我们的讨论后，转发了一则 2021 年 4

月 30 日微信的截图并附截图中的消息。

消息是姜常胜老先生发给彭涛博士的。姜老先生是中国医学科学院原副院长和中国协和医科大学原副校长，彭涛博士是西医学博士、中医学和生物医学双博士后、山西省中西医结合医院名中医工作室主任。

姜老先生发给彭涛博士的消息中，提到了中西医结合研究领域的领军人物——中国科学院院士沈自尹先生。消息原文如下。

广汗法治疗糖尿病是中西医结合的典范。

中国科学院中西医结合院士，91 岁的沈自尹曾对张英栋主任广汗法著作的评价：他把中医的汗法发展为治疗慢性病的广汗法，是个伟大的创举。

从媒体报道知道广汗法在治疗糖尿病前，先用西医传统方法测定人体的基础代谢率，再根据代谢率水平开中药处方，这是一个水平极高的中西结合创举。

西医认为代谢的最高点是在开始发汗的时候，中医也认为阳气内蒸、微似有汗的时候是代谢的最高点……达到中医的微似有汗时，脂肪的分解代谢同样也会达到高峰。这时体内积聚的脂肪会大量分解。所以许多病人会说，喝了中药以后，肚子会瘦下去。

根据运动医学的报告，脂肪分解起步较慢，在跑步20 分钟以后才开始分解。这时用微似有汗的方法，会让脂肪分解变得迅速和有效得多。

另一方面，我们再来看合成代谢……碳水化合物如淀粉等，都是大分子物质，经过胃肠道的消化和吸收，最后变成葡萄糖。葡萄糖经肠黏膜上的微血管进入血液，这时的葡萄糖就叫血糖。血液中不能停留那么多的葡萄糖，葡萄糖必须快速进入肝脏和肌肉储存，在肝脏和肌肉中，由胰脏分泌的胰岛素将葡萄糖变成大分子的物质，以糖原的形式储存起来。

糖尿病病人经广汗法治疗，不再打胰岛素，实际上并不是说代谢中不需要胰岛素，而是广汗法治疗过程中，患者在微似有汗的状态下，合成代谢积极进行，这时胰脏被损害的功能得到了修复，进而能够正常地分泌胰岛素，胰岛素经血液进入肝脏和肌肉，合成糖原。

这方面的内容现在虽然没有报道，但我相信今后一定会报道，这也将是中西医结合的重要部分。因为胰岛素的测定，不是一般的化验技术能进行的，而是一种高技术的生化测定，经济代价也比较高。

所以我相信，随着科研的开展及国家的资助，不久的将来，广汗法会向大家报告：微似有汗在胰脏修复中，胰岛素分泌量恢复的数据。这样由中西结合而得出的数据，能鼎立在糖尿病世界研究的高峰，显现祖国五千年古文化的伟大。

看来不仅是我们这些中医界的后生晚辈在思考这些问题，就连医学界的泰山北斗们也在殚精竭虑地寻找新思路。从基础代谢角度，深入浅出地分析广汗法恢复胰岛功能和内脏脂肪改变至正常的机理，的确能为后学研究提供新的思路。沈自尹老先生的一生都在致力于中西医结合的研究，阅尽繁华，蓦然回首，闻广汗法，顿觉眼前一亮。

　　在这里，我们向医学前辈们致敬，向广汗法致敬！

　　亲爱的朋友，如果您想要改变现有的降糖生活，不妨看看这本书。

　　开篇，作者似乎也按捺不住心中的喜悦，自信地笑着说：我有一个新思路告诉你。

　　相比于传统的学界或者坊间对于糖尿病的认识，我真的想看看这个新思路是什么。

　　从中医学理论体系出发，包容了现代医学对糖尿病的看法，并且在长久观和相似观的指引下去解读糖尿病的发病机理和相关的基本概念，是这本书非常独到的地方。

　　接下来说的是根治，这个"糖友"们心心念念的事儿。甚至可以这么说，每一个糖尿病患者都想要根治糖尿病，但是我们不妨思考一个问题，糖尿病的病根在哪，从哪根治？

读书之后我明白了，这本书的根治特指"治病必求于本"。针对糖尿病患者而言，机体失衡是本，血糖异常是标。

所有以降糖为最终目标的治疗，都属于治标不治本。而师叔张英栋先生在本书中特别强调的是糖尿病患者的"整体失调"。

有些患者读到这里可能会露出失望的表情，其实大可不必，因为只有以整体失调为本，积极地治疗干预，才能达到糖尿病治疗的最终目标——停药。

没错，就是停掉您三餐不敢忘，心中不情愿的降糖药。

根治的手段和方法是什么呢？书中已然言明，正是"不让出汗的广汗法"。

师叔通过广汗法这一"正汗指征诊疗体系"，将传统医学的"温充肥司""阳气内蒸而不骤泄"和现代生理学的基础体温、基础代谢等有机地结合起来，丰富了广汗法的治疗范围和手段，让糖尿病患者"根治"后停药。

25位患者的临床实录，让我们看到了广汗法的神奇疗效。年龄最小的仅11岁，最大者78岁。

不同的年龄和地域，相近的效果。

11岁的广西男孩，14天减停胰岛素。

33岁的陕西张某，7天停掉30个单位的胰岛素。

55 岁的山西乔某，10 天"根治"血糖和血压问题。

67 岁的河北薛某，17 天"根治"糖尿病。

78 岁的山西赵某，14 天"根治"糖尿病。

……

这本书还有一个非常有价值的地方，那就是"你自己可以干点啥"？

原来，除了吃药。我们还可以一起思考、学习、运动、饮食……

这本书从饮食、运动和教育三个方面，给广大患者奉上了一场知识盛宴。

一个新的颠覆性的糖尿病治疗思路，让很多患者在短时间内"根治"糖尿病，减停所有降糖药。师叔张英栋先生曾经说过，减停药物才是真正治疗的开始。

当我们停掉所有的降糖药物后，通过思考和践行治疗的目标、饮食和运动，让身体保持整体平衡的状态，"治人、人治病"以维持血糖浓度的稳定。这是广汗法根治糖尿病的核心。

行文至此，不禁再次想起沈自尹老先生的评价，非于中西医用心如此之深者不足以发出如此感叹："他把中医的汗法发展为治疗慢性病的广汗法，是个伟大的创举。"这一创举将改变无数糖尿病患者的生活，福泽后世。

朋友，如果您不小心"与糖为友"，千万不要着急，更不要灰心，如果能静下来，反复地、用心地读一读这本书，或许您对糖尿病也会有颠覆性的认识。抛却担忧和恐惧，一起学习广汗法，停掉那些令人讨厌的药物吧！或者，您也可以想办法认识一下这本书的作者，广汗法的创始人——张英栋先生。

师侄：冯文全

2022 年 7 月 19 日于太原

（冯文全，山西中医药大学医学硕士，主治医师，执业药师，曾供职于中辐院附属医院中医科。著有《大道至简——跟师高建忠抄方笔记》一书。）

☆微课视频
☆科普课程
☆健康饮食

扫码获取

主要参考文献

［1］施飞壮，张英栋，米贺芝，等．广汗法治疗代谢相关脂肪性肝病合并 2 型糖尿病刍议［J］．中西医结合肝病杂志，2021，31(6)：489-492.

［2］李士懋，田淑霄．宣展气机解郁透邪为治疗温病之要义——学习赵绍琴老师阐发温病理论的心得［J］．河南中医，1988，8(2)：2-5.

［3］李士懋，田淑霄．张锡纯温病学术思想探析［J］．河南中医，1989，9(4)：9-12.

［4］柳长华．黄帝内经灵枢［M］．北京：北京科学技术出版社，2016.

［5］张仲景．金匮要略［M］．北京：人民卫生出版社，2005.

［6］华凌．"外瘦内胖"易患 2 型糖尿病［N］．大众卫生报，2013-4-23(14).

［7］尤怡．金匮要略心典［M］．北京：中国中医药出版社，2009.

［8］田代华. 黄帝内经素问［M］. 北京：人民卫生出版社，2005.

［9］张英栋. 张英栋谈银屑病根治［M］.太原：山西科学技术出版社，2016.

［10］张仲景. 伤寒论［M］. 北京：人民卫生出版社，2005.

［11］马继兴.神农本草经辑注［M］.北京：人民卫生出版社，2013.

［12］陈灏珠，钟南山，陆再英. 内科学［M］. 9版. 北京：人民卫生出版社，2018.

［13］Wang L，Gao P，Zhang M，et al. Prevalence and Ethnic Pattern of Diabetes and Prediabetes in China in 2013. JAMA. 2017，317(24)：2515－2523.

［14］国家基层糖尿病防治管理办公室，中华医学会糖尿病学分会.中国糖尿病健康管理规范（2020）［M］.北京：人民卫生出版社，2020.

［15］中华医学会内分泌学分会.糖尿病患者血糖波动管理专家共识［J］. 中华内分泌代谢杂志，2017，33(8)：633–636.

［16］董南伟，邢小平. 内科学·内分泌科分册［M］. 北京：人民卫生出版社，2015.

［17］朱大年. 生理学［M］. 9版. 北京：人民卫生出版社，2018.

［18］杨永录. 体温与体温调节生理学［M］. 北京:人民军医出版社，2015.

［19］王强梅，甄东户，苏姗，等. 肠道菌群与2型糖尿病［J］. 中国糖尿病杂志，2020，28(2):158-160.

［20］Liping Zhao，Feng Zhang，Xiaoying Ding，et al. Gut bacteria selectively promoted by dietary fibers alleviate type 2 diabetes［J］. Science，2018，359(6380).

［21］田里. 爬行健身［M］. 北京：光明日报出版社，2016.

［22］仝小林. 仝小林经方新用十六讲［M］. 上海：上海科学技术出版社，2014.

［23］柯善嘉，杨海彦，刘连新. 非酒精性脂肪性肝病发病机制及治疗研究进展［J］. 医学综述，2020，26(16)：3146-3150.

［24］宋勇峰，赵家军. 内分泌代谢与肝脏疾病之间的相互关系［J］. 中华内分泌代谢杂志，2010(11)：1009-1012.

［25］Ahmad AM，Sviatlana VZ，Carl P. Hepatic Lipoprotein Export and Remission of Human Type 2 Diabetes after Weight Loss［J］. Cell Metabolism，2020，31(2)：233-249.

［26］江波，邹大进，马向华，等. 生酮饮食干预2型糖尿病中国专家共识(2019年版)［J］. 实用临床医药

杂志，2019，23(3)：1-6.

[27] 单颖文，宗荷. 展现丝帛文字的不朽魅力［N］. 人民日报海外版，2014-12-5.

[28] 李艳鸣. 爬行健身法［J］. 华人时刊，2011(5):86.

[29] 寇广生. 老年人爬爬亦健身［N］. 中国老年报，2006-4-5(3).

[30] 衣晓峰，巩盛况. 爬行健身益处多［N］. 中国中医药报，2017-8-10(7).

[31] 张英栋. 银屑病经方治疗心法［M］. 北京：中国中医药出版社，2012.

[32] 吕海宏. 新编内分泌代谢疾病实验室手册［M］. 兰州：甘肃民族出版社，2016.

[33] 张佳月，田征文，谭红专. 人类基础代谢率测量方法的研究进展［J］. 中南大学学报(医学版)，2018，43(7)：805-810.

[34] 苏汇茹，程洪锋，梅英，等. 内脏脂肪检测技术研究现状与进展［J］. 影像研究与医学应用，2021，5(5)：3-4.